Barbara Brugger

30 Minuten

Entspannte Augen am PC

Bibliografische Information der Deutschen Nationalbibliothek

Die Deutsche Nationalbibliothek verzeichnet diese Publikation in der Deutschen Nationalbibliografie; detaillierte bibliografische Daten sind im Internet über http://dnb.d-nb.de abrufbar.

Umschlaggestaltung: die imprimatur, Hainburg
Umschlagkonzept: Martin Zech Design, Bremen
Lektorat: Friederike Mannsperger
Satz: Zerosoft, Timisoara (Rumänien)
Druck und Verarbeitung: Salzland Druck, Staßfurt

© 2012 GABAL Verlag GmbH, Offenbach

Alle Rechte vorbehalten. Nachdruck, auch auszugsweise, nur mit schriftlicher Genehmigung des Verlags.

Hinweis:
Das Buch ist sorgfältig erarbeitet worden. Dennoch erfolgen alle Angaben ohne Gewähr. Weder Autor noch Verlag können für eventuelle Nachteile oder Schäden, die aus den im Buch gemachten Hinweisen resultieren, eine Haftung übernehmen.

Printed in Germany

ISBN 978-3-86936-420-9

In 30 Minuten wissen Sie mehr!

Dieses Buch ist so konzipiert, dass Sie in kurzer Zeit prägnante und fundierte Informationen aufnehmen können. Mithilfe eines Leitsystems werden Sie durch das Buch geführt. Es erlaubt Ihnen, innerhalb Ihres persönlichen Zeitkontingents (von 10 bis 30 Minuten) das Wesentliche zu erfassen.

Kurze Lesezeit
In 30 Minuten können Sie das ganze Buch lesen. Wenn Sie weniger Zeit haben, lesen Sie gezielt nur die Stellen, die für Sie wichtige Informationen beinhalten.

- Alle wichtigen Informationen sind blau gedruckt.

- Schlüsselfragen mit Seitenverweisen zu Beginn eines jeden Kapitels erlauben eine schnelle Orientierung: Sie blättern direkt auf die Seite, die Ihre Wissenslücke schließt.

- *Zahlreiche Zusammenfassungen innerhalb der Kapitel erlauben das schnelle Querlesen.*

- Ein Fast Reader am Ende des Buches fasst alle wichtigen Aspekte zusammen.

- Ein Register erleichtert das Nachschlagen.

Inhalt

Vorwort   6

1. Sehsinn und Computer   9
Muskeln spielen lassen   10
Licht für jede Sehzelle   11
Elastisch wie die Augenlinse   13
Sehen mit Köpfchen   15
Augen im Nervenkostüm   17

2. Sehen mit dem ganzen Körper   21
Augen und Rücken   22
Mit entspannten Augen besser sehen   29
Energie und Sehkraft im Gehirn   43

3. Sehen ist Rhythmus   49
Klare Sicht mit beweglichen Augen   50
Abwechslung erfrischt die Sehkraft   53
Augen und Gehirn im Gleichgewicht   62
Spielend sehen   67

4. Sehhilfen unter der Lupe   73
Irrtum Brille   74
Sehhilfen flexibel nutzen   76
Die richtige Brille am PC   80

Fast Reader   86

Die Autorin 93

Weiterführende Literatur 94

**Nützliche Links/
Aus- und Fortbildung** 95

Register 96

Vorwort

Der Gebrauch des Computers hat im Laufe der Jahrzehnte stetig zugenommen. Nicht nur im Büro werden immer mehr Tätigkeiten am Bildschirm ausgeführt. Der Computer ist zu einem der wichtigsten Kommunikationsmittel geworden und hat längst auch den Privatbereich erobert. Mobile digitale Geräte ermöglichen es, immer und überall zu arbeiten, sich zu unterhalten oder online zu sein.

Für die Augen bringt dies einen ungewohnten Dauereinsatz mit sich. Oft starren sie stundenlang auf eine Bildschirmoberfläche und sind dabei auf kleinste Details im Nahbereich fokussiert. Vor der Entwicklung von Bildschirmen gab es in der Evolution keine Sehtätigkeit, bei der die Augen so intensiv benutzt wurden. Ein fortgesetzter konzentrierter Blick beansprucht sie auf unnatürliche Weise und führt häufig zu Beschwerden wie Müdigkeit, Brennen, Trockenheit und verschwommenes Sehen. Damit die Augen nicht überanstrengt werden, brauchen sie regelmäßige Pausen, in denen sie sich durch ausgleichende Aktivitäten oder Entspannung erholen können.

Eine weitere, weniger offensichtliche Folge der visuellen Überanstrengung sind damit verbundene Leistungseinbußen. Sehen ist eine Aktivität im Gehirn, die viel Energie verbraucht. Solange die Augen entspannt sind, erfolgt die Verarbeitung der visuellen Eindrücke mühelos. Je mehr sich die Augen anstrengen, desto

mehr steigt der Energieaufwand im Gehirn. Konzentration lässt nach, die Lesegeschwindigkeit verlangsamt sich und es passieren mehr Fehler.
Um die visuelle Gesundheit und Leistungsfähigkeit zu erhalten, ist ein Umdenken erforderlich: Der Einzelne ist gefragt, sich die Auswirkungen des Computers auf die Augen bewusst zu machen, ein gesundes Maß bei der Nutzung von digitalen Medien zu finden und ein augenfreundliches Verhalten am Computer zu entwickeln. Dieses Buch zeigt Ihnen eine Fülle von Möglichkeiten für gehirngerechtes und entspanntes Sehen auf. Arbeitgeber sollten sich klar darüber sein, dass regelmäßige Pausen bei der Computerarbeit Energiequellen im Gehirn freisetzen. Zu einer gesunden Unternehmenskultur gehören Spielräume für visuelle Abwechslung und Entspannung im Büro. Solange die Verantwortung dafür beim Einzelnen verbleibt, sind gute Ansätze gefährdet, im Sande zu verlaufen.

Entspanntes und gehirngerechtes Sehen am Computer wünscht Ihnen

Barbara Brugger

30 MINUTEN

Warum machen die Augen unzählige Mikrobewegungen, wenn sie auf den Bildschirm schauen?

Seite 10

Wie kann die Augenlinse durch zu viel Computertätigkeit ihre Elastizität verlieren?

Seite 13

Weshalb entsteht die räumliche Wahrnehmung erst im Gehirn?

Seite 15

1. Sehsinn und Computer

Die visuelle Wahrnehmung ist ein feinsinniger und komplexer Prozess, an dem Augen und Gehirn beteiligt sind. Die natürlichste Art zu sehen ist ein schweifender Blick. Im Freien bewegen sich die Augen spontan in unterschiedliche Richtungen und Entfernungen. Wechselnde Lichteindrücke, vielfältige Farben und Formen regen die Netzhaut an und vitalisieren das Sehen. Beim konzentrierten Blick auf den Monitor fehlen diese wechselnden Reize. Er beansprucht die Augen auf eine unnatürliche Weise.

In diesem Kapitel skizziere ich einige organische Funktionen der Augen und beschreibe, wie sie durch die Bildschirmarbeit beeinflusst werden. Diese Einflüsse kommen nur bei langen Phasen vor dem Computer zum Tragen. Je länger die Dauer, desto wichtiger ist es, die Bildschirmtätigkeit zu unterbrechen und den Augen Abwechslung zu gönnen. Sie werden ansonsten überlastet. Um die vielen Vorteile des Computers mit gesunden Augen und einer guten Sehkraft langfristig nutzen zu können, ist ein bewusster und eigenverantwortlicher Umgang mit dem Computer und anderen digitalen Medien unerlässlich.

1.1 Muskeln spielen lassen

Die Augäpfel sind von je sechs Muskeln umgeben, die ihnen einen großen Bewegungsspielraum geben. Die äußeren Augenmuskeln können sich schneller bewegen als alle anderen Muskeln im Körper. Sie sind etwa so dick und so lang wie ein kleiner Finger. Das ist bemerkenswert, denn der Augapfel selbst wiegt nur ca. zwei Gramm.

Feinste Blickbewegungen am Computer

Es ist nicht die einzige Aufgabe der Augenmuskeln, die Augen in verschiedene Richtungen zu bewegen. Sie sind auch aktiv, wenn wir den Blick gezielt auf ein Objekt ausrichten, um es scharf zu sehen. Detailgenaues Sehen, wie beispielsweise das Lesen, erfordert viele kleine Augenbewegungen, damit ein scharfes Bild zustande kommt.

> **Testen Sie selbst**
> Stellen Sie sich aufrecht hin. Legen Sie Zeige- und Mittelfinger einer Hand ganz leicht auf ein geschlossenes Augenlid. Das andere Auge bleibt geöffnet. Schwingen Sie nun mit dem Oberkörper leicht hin und her und lassen den Blick des geöffneten Auges durch den Raum schweifen. Fühlen Sie die kleinen ruckartigen Bewegungen unter dem Augenlid?
> Wenn Sie die Drehung im Oberkörper beschleunigen, werden auch die Mikrobewegungen unter dem Augenlid schneller.

Die Mikrobewegungen, die Sie bei dem Test vermutlich gespürt haben, macht das Auge auch bei detailgenauem Sehen. Bis zu 50 Mikrobewegungen pro Sekunde sind möglich. Je schneller und feiner sich die Augen bewegen, desto mehr Informationen erreichen die Stelle des schärfsten Sehens auf der Netzhaut (siehe Kap. 1.2.) und desto schärfer wird das Bild wahrgenommen. Die Augenmuskeln können diese unzähligen Bewegungen nur schnell genug machen, wenn sie locker und entspannt sind. Bei der Computerarbeit werden sie oft über Stunden gefordert. Zu wenig Pausen führen zu einer Ermüdung der Augenmuskeln. Sie verspannen sich, die Mikrobewegungen erlahmen und die Augen strengen sich zunehmend an.

Um Details gestochen scharf sehen zu können, machen die Augen sehr schnelle Mikrobewegungen. Ein ununterbrochen konzentrierter Blick am Computer über Zeiträume von einer Stunde und mehr beansprucht die Augenmuskulatur sehr stark. Ohne ausreichende Erholungsphasen strengen sich die Augen beim detailgenauen Sehen zunehmend an. Sie ermüden und verspannen sich.

1.2 Licht für jede Sehzelle

Die Netzhaut ist die lichtsensible Schicht im Auge. Sie empfängt die Lichtstrahlen, die durch die Pupille einfallen. Aus den Lichtreizen erzeugt sie Nervenimpulse, die zum Gehirn weitergeleitet werden.

Je nachdem, wie dicht die Sehzellen auf der Netzhaut angeordnet sind, ist die Sehschärfe unterschiedlich. Ausschließlich im zentralen Bereich der Netzhaut, auf der Stelle des schärfsten Sehens, sind die Sehzellen so zahlreich, dass gestochen scharfes Sehen möglich ist. Diese Stelle ist etwa so klein wie die Spitze einer Stecknadel. Daher sind schnelle Mikrobewegungen der Augen erforderlich, damit Details scharf wahrgenommen werden können (siehe Kap. 1.1). Bereits in unmittelbarer Umgebung der Stelle des schärfsten Sehens sind Eindrücke nur noch undeutlich zu erkennen. Zu den Rändern der Netzhaut hin nimmt die Dichte der Sehzellen weiter ab und das Sehen wird zunehmend unschärfer.

> **Testen Sie selbst**
> Halten Sie Ihre Handinnenfläche so ins Licht, dass Sie die feinen Linien auf der Innenfläche erkennen können. Vermutlich sind Sie – mit oder ohne Brille – in der Lage, den Blick scharf zu stellen und die Linien deutlich zu sehen. Achten Sie darauf, dass Sie nicht alle Linien gleichzeitig scharf sehen können. Um alle Linien in der Hand deutlich erkennen zu können, muss der Blick die Handinnenfläche mit kleinen Bewegungen abtasten.

Auf den zentralen Punkt gebracht

Sehen am Computer erfordert ständig detailgenaues Sehen. Dabei ist hauptsächlich die Stelle des schärfsten Sehens in der Mitte der Netzhaut aktiv. Die restlichen Bereiche werden kaum beansprucht. Dies führt auf Dauer zu einem Ungleichgewicht. Das Zentrum der Netzhaut wird überlastet. Die umgebenden Bereiche werden kaum stimuliert.

Die Netzhaut erzeugt in verschiedenen Regionen unterschiedlich scharfe Bilder. Gestochen scharfes Sehen ist nur auf einer kleinen Stelle in ihrem Zentrum möglich. Für eine gute Sehkraft ist es jedoch wichtig, dass alle Sehzellen auf der Netzhaut stimuliert und genutzt werden. Daher braucht die Netzhaut einen Ausgleich zur Bildschirmarbeit.

1.3 Elastisch wie die Augenlinse

Die Augenlinse ist rund und durchsichtig. Sie befindet sich im vorderen Bereich des Augapfels, direkt hinter der Pupille. Ihre Aufgabe ist es, die ins Auge einfallenden Lichtstrahlen so zu bündeln, dass auf der Netzhaut ein scharfes Bild entstehen kann. Je nachdem, wie weit entfernt sich das Gesehene befindet, verändert die Linse ihre Einstellung. Richtet sich das Auge auf einen entfernten Gegenstand, wird die Linse flach (dünn). Schauen wir etwas in der Nähe an, krümmt sich die Linse und wird dicker. Dabei kann sie das Bild nicht in zwei Entfernungen gleichzeitig scharf stellen.
Diese Bewegung der Augenlinse erfolgt über einen Ringmuskel, der sie umgibt. Beim Blick in die Ferne entspannt sich dieser Muskel, beim Sehen in der Nähe ist er angespannt.

> **Testen Sie selbst**
> Richten Sie Ihren Blick geradeaus nach vorne. Heben Sie nun das Buch so hoch, dass Sie die Schrift lesen können. Achten Sie darauf, dass die Bereiche hinter dem Buch und ringsherum unscharf erscheinen.
> Richten Sie den Blick nun über den Rand des Buches hinaus in die Ferne. Beachten Sie, dass sich nun der Punkt, den Sie fokussieren, scharf stellt und die Schrift verschwommen erscheint.
> Anmerkung: Falls Sie aufgrund einer Staroperation keine Augenlinse mehr haben, werden Sie diesen Effekt nicht so deutlich wahrnehmen.

Wer rastet, der rostet

Bei der Computerarbeit bleibt der Blick ständig auf den Nahbereich fokussiert. Die Linse hat kaum Gelegenheit, in der Form zwischen dick und dünn zu wechseln. Diese Bewegung braucht sie jedoch, um elastisch zu bleiben. Auch der Ringmuskel braucht den Wechsel zwischen nah und fern. Richtet sich der Blick nicht regelmäßig in die Ferne, verharrt der Muskel in einer Daueranspannung und verkrampft sich.

Die Augenlinse wird von einem Ringmuskel bewegt und stellt das Sehen in den unterschiedlichen Entfernungen scharf. Damit sie elastisch bleibt und der Ringmuskel sich nicht verkrampft, braucht das Auge einen regelmäßigen Blickwechsel zwischen nah und fern.

1.4 Sehen mit Köpfchen

Die Sehimpulse werden von der Netzhaut über den Sehnerv in das Gehirn geleitet. Rund 90 Prozent der visuellen Wahrnehmung werden hier erbracht. Das Gehirn wertet die Nervenimpulse aus, dreht das Bild um, damit wir es nicht auf den Kopf gestellt sehen, und filtert die für uns wichtigen Aspekte aus einer Vielzahl von Informationen heraus. Was wir davon bewusst wahrnehmen, prägt unsere Realität und löst Emotionen und Handlungsimpulse aus.

Die Informationen, die von jedem Auge zum Gehirn gelangen, erscheinen aus einer geringfügig unterschiedlichen Perspektive. Das ist eine wichtige Voraussetzung für die räumliche Wahrnehmung. Das Gehirn verschmilzt die beiden Bilder zu einem Ganzen und erzeugt so die Dreidimensionalität.

> **Testen Sie selbst**
> Nehmen Sie ein etwa 30 cm langes Lineal (oder falten Sie ein DIN-A4-großes Blatt zweimal der Länge nach). Halten Sie das schmale Ende des Lineals in den Spalt zwischen den Buchseiten, etwa auf mittlerer Höhe. Halten Sie das andere Ende des Lineals auf Augenhöhe gegen Ihren Nasenrücken. Sie schauen nun aus einem Abstand von 30 cm auf das Buch.
> Schließen Sie das rechte Auge. Mit dem linken Auge sehen Sie nun die komplette linke Buchseite. Die rechte Buchseite wird zum Teil von dem Lineal verdeckt.

Wechseln Sie und schließen das linke Auge. Mit dem rechten Auge haben Sie eine freie Sicht auf die rechte Buchseite und die linke Buchseite wird zum Teil vom Lineal verdeckt.
Öffnen Sie nun beide Augen. Ihr Gehirn verschmilzt die Bilder nun. Jetzt können Sie sowohl beide Buchseiten als auch beide Seiten des Lineals sehen.
Anmerkung: Dieser Effekt entsteht nur dann, wenn die Fähigkeit zum räumlichen Sehen vorhanden ist.

Monotonie stumpft ab

Unser Gehirn verfügt über enorme Fähigkeiten. Bekanntlich nutzen wir üblicherweise nur einen Bruchteil seines Potenzials. Gehirnfunktionen bleiben nur dann aktiv und leistungsfähig, wenn sie benutzt werden. Mangelnde Stimulierung lässt sie abstumpfen.

Am Computer sind die Augen auf eine zweidimensionale Fläche gerichtet. Eine solche Darstellung kann von einem Auge einzeln verarbeitet werden. Die komplexen Funktionen des räumlichen Sehens werden nicht benötigt. Gleichzeitig fordert die linear und logisch aufgebaute Funktionsweise des Computers vorwiegend die linke Gehirnhälfte. Häufig kommt es zu einer einseitigen Beanspruchung von Augen und Gehirn. Das Gehirn strengt sich an, was sich ungünstig auf die Sehkraft und die Leistungsfähigkeit auswirkt.

Das Gehirn ist die „Dunkelkammer", in der die visuellen Impulse ausgewertet und eingeordnet werden. Bei einer ununterbrochenen Tätigkeit am

Computer wird dreidimensionales Sehen vernachlässigt, während die linke Gehirnhälfte übermäßig beansprucht wird. Das führt zu einem Ungleichgewicht und damit zu angestrengtem Sehen.

1.5 Augen im Nervenkostüm

Die inneren Organe werden vom vegetativen Nervensystem gesteuert. Dieser Vorgang geschieht unbewusst und kann willentlich nicht direkt beeinflusst werden. Das vegetative Nervensystem besteht aus dem Sympathikus und dem Parasympathikus, die abwechselnd aktiv sind. Das Gleichgewicht dieser beiden Gegenspieler bildet eine wichtige Grundlage für die Gesundheit.

Auch die Funktionen der Augen werden vom vegetativen Nervensystem beeinflusst. Der Sympathikus wirkt in Phasen von Aktivität und ist leistungsfördernd. Er erweitert die Pupille, erleichtert das Sehen in die Ferne und verringert die Tränenproduktion. Der Parasympathikus wirkt in Phasen von Entspannung und wirkt regenerierend. Er verengt die Pupille, erleichtert das Sehen in der Nähe, aktiviert die Sehzellen in den peripheren Netzhautbereichen und regt die Tränenproduktion an.

Stressfrei sehen am PC

Am Arbeitsplatz gibt es eine ganze Reihe von Faktoren, die den sympathischen Teil des Nervensystems stimulieren und zu einer Überreizung führen können: ungünstige Lichtverhältnisse, zu wenig oder zu kurze Pausen, schlechtes Raum- oder Betriebsklima, ungesunde Ernährung, Leistungsdruck, unsichere Arbeitsverhältnisse und damit verbundene emotionale Reaktionen wie Ängste, Stress und Sorgen. Fehlen ausreichende regenerative Phasen, in denen man zur Ruhe kommen kann, lässt die Sehschärfe vorübergehend nach. Mit der Entspannung kommt sie zurück.

Das Scharfstellen im Auge funktioniert mühelos mit einer engen Pupille, einer elastischen, auf die Nähe eingestellten Augenlinse und einer feuchten Hornhaut. Ein überaktiver Sympathikus hemmt diese Funktionen allerdings. Pausen und Entspannungstechniken für Büro und Freizeit steigern daher nicht nur das Wohlbefinden. Sie halten das vegetative Nervensystem im Gleichgewicht und fördern die Sehkraft.

Gesundheitstipp für die Augen

Die regelmäßige Anwendung von Entspannungstechniken wie autogenes Training, progressive Muskelentspannung nach Jacobsen, Yoga, Qigong und Tai-Chi, Feldenkrais oder Alexander-Technik bringt nicht nur mehr Gelassenheit bei den Anforderungen im Job, sondern wirkt sich auch positiv auf die Sehkraft aus.

Die Übung „Entspannung im Dunkeln" (siehe S. 34) wirkt intensiv und regenerierend auf die Augen. Es ist sehr empfehlenswert, sie zwischendurch im Büro auszuführen.

Das Naturheilzentrum für Sehen und Gesundheit bietet periodische Tagesseminare zum Thema „Gesunde Ernährung für die Augen" an (Adresse siehe: Aus- und Fortbildung, S. 95).

Die visuelle Wahrnehmung ist ein komplexer Prozess, der in Zusammenarbeit zwischen Augen, Gehirn und Nervensystem entsteht. Die Anregung und Nutzung aller Sehfunktionen hält die Augen wach, leistungsfähig und gesund. Lange Phasen am Computer bringen eine einseitige visuelle Belastung mit sich und ermüden Augen und Gehirn. Durch regelmäßige Pausen und regenerative Phasen kann eine Überanstrengung und Beeinträchtigung der Sehfunktionen verhindert werden.

30 MINUTEN

Warum wirkt sich verkrampftes Sitzen nachteilig auf die Sehkraft aus?

Seite 22

Wie lassen sich trockene Augen und andere Beschwerden bei der PC-Arbeit vermeiden?

Seite 29

Weshalb wird das Gehirn bei viel Bildschirmarbeit zu einseitig beansprucht?

Seite 43

2. Sehen mit dem ganzen Körper

Den Zusammenhang zwischen dem Sehen und dem vegetativen Nervensystem habe ich bereits beschrieben (siehe Kap. 1.5). Ein weiteres Beispiel für eine ganzheitliche Verbindung zwischen Augen und Körper finden wir in der Irisdiagnose. Durch die Analyse der Gewebsstrukturen auf der Iris können Rückschlüsse auf die Schwäche eines Organs bereits gezogen werden, bevor sich eine Krankheit im Körper manifestiert.

Bewegungsmangel und Zwangshaltungen, die durch langes Sitzen vor dem Computer entstehen können, führen nicht nur zu körperlichen Verspannungen, sondern beeinflussen auch die Sehkraft ungünstig.

Ähnlich wie eine statische Sitzposition den Rücken belastet, sorgt der starre Blick auf den Monitor dafür, dass sich die Augen anstrengen. Merkmale des Sehens am Computer sind: Blick auf eine Lichtquelle, hohe Konzentration, Aufnahme und Verarbeitung einer Fülle von Informationen und minimale Augenbewegungen. Eine Anforderung, die den Augen in der Natur unbekannt ist. Kein Wunder, dass sie mit der Zeit ermüden.

2.1 Augen und Rücken

Verspannungen, chronische Schmerzen und Muskel-Skelett-Erkrankungen entwickeln sich bei der Arbeit am Computer durch zwei Faktoren: mangelnde Bewegung und eine falsche Einrichtung bzw. Nutzung des Arbeitsplatzes. Entstehen Beschwerden im Rücken, wird auch die Sehkraft beeinflusst.

Sitzen und Ergonomie
Der Körper reagiert auf langes Sitzen mit einem träge werdenden Stoffwechsel und einer verminderten Atmungsaktivität. In einer falschen Sitzposition beginnen manche Muskeln zu erschlaffen, andere verspannen sich. Häufig ist die Ursache ein nicht ergonomisch eingerichteter Arbeitsplatz. Und die Folgen: Durchblutungsstörungen, chronische Verspannungen und Schmerzen in verschiedenen Körperregionen.
Bei der Arbeit im Büro ist es wichtig, dynamisch zu bleiben, d. h. Bewegung in die Arbeitsabläufe einzubauen. Die zweite wesentliche Voraussetzung für die Rückengesundheit ist die individuelle Einstellung von Bürostuhl und Arbeitstisch sowie die richtige Position von Maus, Tastatur und Bildschirm. Wer diesen Aspekt vernachlässigt, belastet den Körper. Denn an einem unsachgemäß eingerichteten Arbeitsplatz ist eine unnatürliche Sitzposition vorprogrammiert: die Schultern fallen nach vorne, der Rücken rundet sich. Es kommt zu einer Zwangshaltung. Um den Körper in dieser Position

zu halten, spannen sich plötzlich Muskeln an, die nicht zur Stabilisierung der Sitzhaltung da sind. Belastungen entstehen vorwiegend im Lenden- oder im Schulter-Nacken-Bereich und wirken sich auf das Sehen aus.

Gutes Sehen am Computer

Beim Sehen am Computer haben die Augen einen erhöhten Sauerstoff- und Energiebedarf. Die Netzhaut benötigt mehr Nährstoffe, um Lichtimpulse zu verarbeiten, die von einer Lichtquelle wie dem Computerbildschirm kommen, als wenn die Augen auf ein Blatt Papier schauen. Eine Grundvoraussetzung für gutes Sehen ist ein funktionierender Stoffwechsel. Vor dem Computer kommt dieser Aspekt doppelt zum Tragen.
Um Details klar erkennen zu können, ist eine entspannte Augenmuskulatur und eine hohe Augenbeweglichkeit erforderlich. Die Augen machen beim Scharfstellen von Details viele ruckartige Mikrobewegungen (siehe Kap. 1.1). Verspannen sich die Augenmuskeln durch einen ständig starren Blick zum Monitor, wird der Seheindruck schlechter. Plötzlich verschwimmt das Bild vor den Augen.

Starres Sitzen, starrer Blick

Wie übertragen sich nun die Folgen einer ungünstigen Sitzposition und mangelnder Bewegung auf die Augen? Die Augen sind auf verschiedenen Ebenen mit dem Körper verbunden: Die Muskulatur umschließt den gesamten Körper wie ein Mantel. In mehreren Schichten sind die Muskeln miteinander verwoben und verbunden.

Verspannt sich der Rücken, erhöht sich der Muskeltonus auch in anderen Körperteilen. Typisch ist beispielsweise eine Anspannung des Kiefers und der Kopfhaut. Auch die Augenmuskeln und die Beweglichkeit der Augen werden beeinflusst. Mit dem folgenden Test können Sie den Zusammenhang Muskulatur und Beweglichkeit selbst erfahren.

> **Testen Sie selbst**
> Stellen Sie sich aufrecht hin, die Füße etwa hüftbreit auseinander.
>
> *Phase 1:*
> Drehen Sie den Kopf zu einer Seite, als wollten Sie über die Schultern nach hinten sehen. Der Oberkörper bewegt sich dabei nicht. Merken Sie sich, wie weit Sie den Kopf zur Seite wenden können. Anschließend drehen Sie den Kopf zur anderen Seite und merken sich auch hier, wie weit Sie kommen. Richten Sie den Kopf dann wieder nach vorne.
>
> *Phase 2:*
> Schauen Sie mit den Augen so weit wie möglich in eine Richtung, ohne den Kopf zu drehen. Halten Sie die Augen in dieser Position und wenden Sie nun auch den Kopf in dieselbe Richtung. Beobachten Sie, wie weit Sie den Kopf diesmal über die Schulter nach hinten drehen können. Wiederholen Sie den Ablauf zur anderen Seite und vergleichen Sie erneut. Vermutlich konnten Sie feststellen, dass Sie den Kopf in Phase 2 weiter drehen konnten als in Phase 1. Sollten Sie keinen Unterschied bemerkt haben, machen Sie nun den Gegentest. Er erfordert etwas Koordination.

> *Phase 3:*
> Halten Sie den Kopf geradeaus nach vorne. Richten Sie den Blick so weit wie möglich nach links, ohne den Kopf zu bewegen. Halten Sie die Augen in dieser Position und wenden den Kopf nach rechts. Sie werden bemerken, dass die Kopfbewegung stark eingeschränkt ist. Erst wenn Sie auch die Augen nach rechts wenden, können Sie den Kopf weiter in diese Richtung bewegen und über die Schulter blicken. Wiederholen Sie den Ablauf nun andersherum.

Eine direkte Verbindung zwischen Augen und Rücken kommt vom Gehirn. Eine der drei Hirnhäute, die sogenannte Dura Mater, umschließt nicht nur die beiden Hirnhälften. In die eine Richtung setzt sie sich zu den Augen hin fort und geht über in die Lederhaut, die das Auge zusammen mit der Hornhaut einhüllt. In die andere Richtung verläuft die Dura Mater innerhalb der Wirbelsäule bis zum Kreuzbein und umhüllt das Rückenmark.

Den Blick im Nacken

Geschützt von der Wirbelsäule verlaufen auch die Nervenbahnen. Sie treten zwischen den Wirbeln aus, um sich im ganzen Körper zu verteilen und ihn zu steuern. Auf Höhe des zweiten Halswirbels führen Nervenbahnen zu den Augen und lenken die Augenfunktionen. Wirbelverschiebungen in diesem Bereich führen zu Sehstörungen wie beispielsweise ein flimmerndes Bild, störende Schlieren und Punkte im Blickfeld bis hin zu Kopfschmerzen.

Sehr ungünstig für das Sehen sind Verspannungen im Nackenbereich. Mehrere Blutbahnen passieren die schmale Stelle im Nacken, um Augen und Gehirn mit Nährstoffen und Sauerstoff zu versorgen. Verspannungen oder eine falsche Kopfhaltung verringern die Blutzufuhr und beeinträchtigen das Sehen. Betroffen ist u. a. die Aderhaut. Sie liegt direkt hinter der Netzhaut und versorgt diese mit Nährstoffen und Sauerstoff. Die Aderhaut ist das am intensivsten durchblutete Gewebe im ganzen Körper. Pro Stunde fließen hier etwa sieben Liter Blut durch feinste Äderchen. Ein freier und entspannter Nacken ist daher grundlegend für eine gute Sehkraft. Falls Sie aufgrund von Altersweitsichtigkeit eine Lesebrille benutzen, ist Ihnen vielleicht aufgefallen, dass die Sicht im Nahbereich nicht immer gleich ist. Bei dieser Sehstörung macht sich der Zusammenhang zwischen dem Sehen und Verspannungen im Nacken unmittelbar bemerkbar. An Tagen, an denen Sie entspannt sind, mag das Lesen sogar ohne Brille funktionieren. Sobald sich jedoch Spannung im Nacken aufbaut, haben die Augen beim Scharfstellen in der Nähe ohne Lesebrille keine Chance.

Kopfhaltung und Sehen

Eine ungünstige Sitzhaltung vor dem Computer wirkt sich auf die Kopfhaltung aus. Kippen die Schultern nach vorne, verlagert sich das Gewicht des Kopfes nach hinten und der Nacken knickt ab. Der Durchgang für die Blutbahnen verengt sich und die Blutversorgung von Augen und Gehirn wird verringert.

Testen Sie selbst
Ziehen Sie das Kinn etwas zur Brust. Gleiten Sie mit den Daumenkuppen an beiden Seiten der Halswirbelsäule aufwärts bis zu der Stelle, wo der Schädelknochen spürbar wird. Fühlen Sie den unteren Rand des Schädelknochens? Tasten Sie am Knochenrand entlang, der schräg nach unten in Richtung der Ohren verläuft. Etwa auf halber Strecke zu den Ohren können Sie eine Stelle erspüren, die sich weicher anfühlt als die vorhergehenden Bereiche. Es handelt sich um eine kleine Vertiefung, in welche die Daumen exakt hineinpassen. An dieser Stelle laufen Blutbahnen in den Kopf und versorgen die Augen. Wenn Sie die Stelle gefunden haben, kann der Test beginnen.
Legen Sie die Daumen in die Vertiefungen. Strecken Sie nun das Kinn nach vorne und fühlen Sie, wie sich die beiden Bereiche verschließen. Die Blutbahnen werden eingeengt. Ziehen Sie das Kinn erneut zur Brust. Der Durchgang wird wieder frei.

Bewegung für Körper und Augen

Achten Sie auf ausreichend Bewegung bei der Büroarbeit: Lockern Sie die Gelenke, entlasten Sie die Wirbelsäule, entspannen Sie den Schulter-Nacken-Bereich und bewegen Sie sich regelmäßig, um den Stoffwechsel anzuregen. Mit der folgenden Übung lockern Sie die Muskulatur und aktivieren die Durchblutung.

> **Übung: Gähnen**
> Stellen Sie sich aufrecht hin, die Füße etwa hüftbreit auseinander. Klopfen Sie Ihren Körper mit den flachen Händen ab. Beginnen Sie mit dem Klopfen auf einer Schulter, dann an der Außenseite des Arms entlang zur Hand und an der Innenseite des Arms zurück zur Schulter. Danach die andere Seite. Anschließend klopfen Sie Brustkorb, Bauch, Po und Rücken ab. Zum Schluss klopfen Sie an den Außenseiten der Beine entlang bis zu den Füßen und an der Innenseite wieder zurück.

Regelmäßiger Sport und Bewegung in der Freizeit bilden für Menschen mit sitzenden Berufen eine wichtige Basis für die Gesundheit des Rückens. Wer sich ausreichend bewegt, fördert den Stoffwechsel. Wer durch Gymnastik die Muskeln kräftigt – vor allem Bauch- und Rückenmuskeln –, verbessert seine Körperhaltung und lindert Verspannungen. Davon profitieren auch die Augen.

> **Gesundheitstipp für die Augen**
> Bauen Sie Bewegung und Abwechslung in den Tages- und Arbeitsablauf ein: Fahren Sie mit dem Fahrrad zur Arbeit oder steigen Sie eine Station früher aus der Straßenbahn, telefonieren Sie im Stehen; führen Sie kurze Besprechungen zu zweit im Gehen durch; überbringen Sie Ihren Kollegen gelegentlich eine Information persönlich, statt eine E-Mail zu schreiben.

Rückenbeschwerden wirken sich auch nachteilig auf das Sehen aus. Vor allem chronische Schulter-Nacken-Verspannungen verringern den Stoffwechsel in den Augen. Gerade bei der PC-Arbeit haben diese jedoch einen hohen Nähr- und Sauerstoffbedarf. Bewegung im Büro, eine ergonomische Gestaltung des Arbeitsplatzes, Sport in der Freizeit und Entspannungsübungen vermeiden ungünstige Auswirkungen auf den Rücken und die Augen.

2.2 Mit entspannten Augen besser sehen

Stundenlanges Starren auf einen Computerbildschirm ist keine natürliche Tätigkeit für die Augen. Die einseitige Anforderung an das Sehen wirkt sich langfristig sehr ungünstig auf die Augen aus. Etwa 70 Prozent der Teilnehmer in meinen Seminaren geben an, dass sich die Augen von der PC-Arbeit müde anfühlen. Verschiedene Beschwerden können auftreten: Augenbrennen, Trockenheit, Flimmern, Druck- oder Schmerzgefühl in den Augen, Lichtempfindlichkeit, Kopfschmerzen, mangelnde Ausdauer bei der Bildschirmarbeit oder beim Lesen. Die Symptome sind unmittelbar mit der Tätigkeit verbunden. Sind die Augen am Wochenende oder im Urlaub durch computerfreie Phasen entlastet, verschwinden die Beschwerden in der Regel.

Vereinseitigung im Sehen

Im Rahmen seiner Diplomarbeit an der Universität in Augsburg hat der Augenoptikermeister Stephan Degle die Auswirkungen der Bildschirmarbeit auf die Augen untersucht. Er stellte fest, dass sich das Sehverhalten jener Probanden veränderte, die mehrere Stunden täglich vor dem Computer verbrachten. Das natürliche Schweifen des Blickes ging über in ein monotones Starren auf den Monitor oder in einen sprunghaften Blick zwischen Bildschirm, Tastatur und Dokumenten. Beide Veränderungen führten bei den Probanden zu ähnlichen Augenbeschwerden, wie sie meine Seminarteilnehmer angeben. Je länger der Zeitraum vor dem PC war, desto mehr Beschwerden traten auf.

Das Ergebnis der Studie zeigt, dass dauerhafte Abweichungen von einer natürlichen Sehweise zur Vereinseitigung des Sehens und damit verbunden zu einer Überanstrengung der Augen führen. Sie deutet außerdem darauf hin, dass diese einseitige Beanspruchung der Augen am Computer arbeitsbedingt in vielen Bereichen des Sehens eine qualitative Veränderung in der visuellen Wahrnehmung bewirkt: vermindertes Farb- und Kontrastsehen, weniger fließende Blickbewegungen, Einschränkungen der peripheren Wahrnehmung, Anpassungsschwierigkeiten an nahe und ferne Objekte, verschlechtertes räumliches Sehen.

Augen brauchen Pausen

Um die Sehkraft am Computer nicht zu überfordern, brauchen die Augen regelmäßig einen Ausgleich. Fünf bis zehn Minuten Bildschirmpause pro Stunde, wie von der Arbeitsmedizin empfohlen, sind sinnvoll und wichtig. Die Augen können sich am besten mit einer kurzen Übung entspannen. Auch während der Bildschirmtätigkeit sollten Sie für Abwechslung sorgen: regelmäßig blinzeln, häufig aus dem Fenster sehen oder die Augen kurz schließen. Mit der folgenden Übung nutzen Sie spontane Sehimpulse für eine vielseitige Anregung der Augen und beugen Sehbeschwerden vor.

> **Übung: Den Blick schweifen lassen**
>
> Setzen Sie sich aufrecht und bequem hin. Falls Sie Brillenträger sind, probieren Sie aus, die Brille für diese Übung abzulegen. Sie brauchen währenddessen nicht scharf zu sehen.
>
> Schließen Sie für einen Moment die Augen. Sobald sie sich wieder öffnen, achten Sie auf die spontanen Impulse der Augen und folgen Sie ihnen: Wohin möchten die Augen schauen? In welche Richtung möchten sie sich bewegen? Oder bevorzugen sie es, auf einer Stelle zu verweilen? Was zieht den Blick spontan an? In welche Richtung wendet er sich? Schaut er lieber in helle oder dunkle Bereiche? Fixiert sich der Blick auf einen bestimmten Bereich oder nehmen Sie die gesamte Umgebung ringsherum wahr? Bevorzugen es die Augen, in die Nähe zu schauen, oder schweift der Blick lieber in die Ferne? Geben Sie den Augen die Freiheit, das zu tun, was ihnen im Moment am angenehmsten ist. Erlauben Sie, dass sich der Atem dabei vertieft.

Eine häufige Folge des starren Blicks zum Monitor sind trockene Augen. In Untersuchungen wurde festgestellt, dass sich der Lidschlag aufgrund der hohen Konzentration vor dem Computer deutlich verringert. Von durchschnittlich 20 Lidschlägen pro Minute reduziert er sich auf fünf bis sieben Lidschläge. Bei Computerspielen wurde sogar eine Lidschlagrate von nur noch null bis zwei Schlägen pro Minute festgestellt.

> **Testen Sie selbst**
> Probieren Sie mal aus, eine Minute lang nicht zu blinzeln. Stellen Sie sich einen Wecker oder bitten Sie jemanden, die Zeit zu nehmen. Fixieren Sie dabei einen Gegenstand, der sich frontal vor Ihnen befindet. Das mag Ihnen helfen, länger durchzuhalten.

Blinzeln ist ein Reflex, der automatisch ausgeführt wird. Um den Lidschlag zurückzuhalten, verspannt sich der Bereich um die Augen herum. Unabhängig davon, ob Sie es bei dem Test geschafft haben, den Lidschlag eine Minute lang zurückzuhalten, oder nicht – Ihre Augen werden mit Brennen, Druckgefühlen oder verschwommenem Sehen reagiert haben.

Bei jedem Lidschlag wird eine hauchdünne Schicht Tränenflüssigkeit auf der Hornhaut verteilt. Diese reinigt die Hornhaut von Staub und führt ihr Nährstoffe zu. Wird der Tränenfilm nicht mehr oft genug erneuert, reißt er auf. Das Auge wird dann trocken, rötet sich oder fängt an zu brennen. Auch die Brechkraft verringert sich und macht das Sehen undeutlicher.

> **Übung: Gähnen**
>
> Gähnen regt die Produktion der Tränenflüssigkeit auf natürliche Weise an. Wenn die Augen trocken sind, lockern Sie mit etwas Bewegung zunächst den Schulter-Nacken-Bereich. Heben Sie die Arme zur Decke und strecken Sie sich genüsslich. Holen Sie nun durch den weit geöffneten Mund tief Luft. Das sollte Ihnen mit Leichtigkeit ein Gähnen entlocken. Gähnen Sie mehrfach, bis Sie merken, dass die Augen feucht werden.

Augen brauchen Dunkelheit

Für den Sehprozess benötigen die Augen nicht nur Licht, sondern auch Phasen in der Dunkelheit. Der Lichteinfall löst auf der Netzhaut eine chemische Reaktion aus. Nervenimpulse werden an das Gehirn gesandt. Dazu benötigt die Netzhaut einen Botenstoff, das sogenannte Sehpurpur, das sich bei diesem Prozess verbraucht. Erst wenn die Augen Dunkelheit wahrnehmen, baut sich das Sehpurpur wieder auf und steht erneut für den Sehprozess zur Verfügung.

Wie bereits erwähnt, verbraucht die Netzhaut mehr Nährstoffe beim Sehen auf den Computerbildschirm als bei der Verarbeitung von reflektierendem Licht auf einem Blatt Papier. Denn der Reiz, den die Einstrahlung des Monitors auf die Sehzellen ausübt, ist um ein Vielfaches höher. Um die nötige Sehleistung zu erbringen, ist somit eine entsprechend hohe Energiezufuhr nötig. Doch selbst das reicht für eine reibungslose Wahrnehmung noch nicht aus. Während einer ununterbrochenen Lichteinstrahlung sind die Sehzellen nämlich von der Nährstoffzufuhr abgeschnitten. Erst in einer Dunkelphase – und ist sie auch noch so kurz – nehmen die Sehzellen Nährstoffe durch die Zellmembran auf. Die Sehkraft regeneriert sich.

> **Gesundheitstipp für die Augen**
> Die Sehkraft erneuert sich, wenn Sie die Wahrnehmung von Licht zwischendurch unterbrechen: Lenken Sie die Augen in einen schattigen Bereich; blinzeln Sie häufiger oder schließen Sie die Augen bewusst für 30 bis 60 Sekunden; decken Sie die Augen mit den Händen ab, wie in der folgenden Übung beschrieben.

Normalerweise regenerieren die Augen beim Schlafen. Doch die Nachtruhe reicht für die Erholung der Augen nicht immer aus. Zu wenig Schlaf, Schlafstörungen, Helligkeit im Schlafzimmer oder intensives Träumen – bei dem die Augen genauso aktiv sind wie beim Sehen mit geöffneten Augen – mindern die regenerierende Wirkung des Schlafes für die Augen. Mit der folgenden Übung erholt sich Ihre Sehkraft in wenigen Minuten – auch im Büro.

> **Übung: Entspannung im Dunkeln**
> Setzen Sie sich an einen Tisch. Reiben Sie die Handflächen aneinander und legen Sie anschließend die Handinnenflächen auf die Augen. Die Finger der beiden Hände liegen übereinander auf der Stirn. So

> schaut die Nase frei zwischen den Händen heraus und Sie können ungehindert atmen. Die Augen werden von den Händen bedeckt und nicht direkt berührt. Prüfen Sie mit geöffneten Augen, dass möglichst kein Licht durch die Finger dringt.
> Nun schließen Sie die Augen und genießen die Wahrnehmung der Dunkelheit. Beobachten Sie, wie der Atem ein- und ausströmt. Verweilen Sie ein bis zwei Minuten in dieser Position. Die Augen entspannen sich dabei wie von selbst. Wenn Sie anschließend die Augen langsam wieder öffnen, achten Sie auf die Empfindungen im Bereich der Augen und auf Veränderungen in der Wahrnehmung.

Augen brauchen gutes Licht

Die Netzhaut reagiert auf die sichtbare und unsichtbare Strahlung des Sonnenspektrums. Im Laufe des Tages ändert sich die Farbzusammensetzung des Tageslichts und bietet durch diesen Wechsel eine optimale Anregung für die Netzhaut. Das Tageslicht ist das beste Licht zum Sehen. Es wirkt sich wohltuend und energetisierend auf die Sehzellen aus (Ausnahmen sind Blendung und eine erhöhte UV-Strahlung im Sommer zur Mittagszeit).

Viele Computerarbeitsplätze bieten ungünstige Lichtverhältnisse für die Augen. Mehrere Faktoren spielen dabei eine Rolle. Am wichtigsten ist es, Blendungen, Spiegelungen und Reflexionen jeder Art zu vermeiden. Sie belasten das Sehen. Bei Blendung ist die Lichteinstrahlung für die Netzhaut zu intensiv. Wenn sie über einen längeren Zeitraum einwirkt, kann sie die Augen schädigen. Blendung am Computer kann durch Umstellen des Arbeitsplatzes, Versetzen der Lampen oder ausreichende Lichtschutzvorrichtungen vermieden werden.

> **Gesundheitstipp für die Augen**
> So stellen Sie den Monitor im günstigsten Fall auf, um Blendung zu vermeiden: Die Blickrichtung zum Bildschirm verläuft parallel zum Fenster. Anders ausgedrückt: Das oder die Fenster befinden sich seitlich von Ihnen. Je nach Himmelsrichtung kann es bedingt durch den tages- bzw. jahreszeitlichen Sonnenstand auch in dieser Position vorübergehend zu einer Blendung oder Reflexion auf dem Monitor kommen. Für diese Phasen ist ein Sonnenschutz erforderlich. In dieser Position sind Blendung und Spiegelungen jedoch zeitlich begrenzt und die meiste Zeit des Tages bewirkt das Tageslicht keine Blendung.
> Wenn der Monitor direkt vor einem Fenster positioniert ist, ruft die Lichteinstrahlung tagsüber eine Blendung hervor. Kann der Bildschirm nicht umgestellt werden, sollte auf jeden Fall ein Sonnenschutz eingesetzt werden.
> Befindet sich ein Fenster hinter dem Monitor, gilt es, darauf zu achten, ob störende Reflexionen sichtbar sind. Je nachdem, ob der Bildschirm eine ausreichend entspiegelte Oberfläche besitzt oder nicht, entscheidet sich, ob ein Sonnenschutz erforderlich ist.

Um an einem Bildschirmarbeitsplatz entspannt zu sehen und alles gut erkennen zu können, ist eine ausreichende Helligkeit auf der Arbeitsfläche erforderlich. Im günstigsten Fall lässt sie sich blendfrei mit Tageslicht erzeugen. Sollte dies nicht möglich sein, ist es wichtig, die Helligkeit durch künstliche Beleuchtung herzustellen. Es kommt vor, dass Menschen es vorziehen, im Büro bei Schummerlicht zu arbeiten. Meiner Erfahrung nach liegt dies daran, dass sie die vorhandene künstliche Beleuchtung als unangenehm empfinden. Mithilfe von Steh- und Tischlampen lassen sich die Lichtverhältnisse in der Regel verbessern und eine ausreichende Helligkeit erzeugen.

Günstig sind die Lichtverhältnisse am Computer, wenn die Umgebungshelligkeit nicht zu stark und nicht zu schwach ist. Zu grell ist sie beispielsweise, wenn der Computerbildschirm direkt vor einem Fenster steht. Das Tageslicht ist bis zu zehnmal heller als der Computer und erzeugt eine Blendung. In dieser Position werden Netzhaut und Pupille überfordert. Um auf dem im Vergleich zum Umfeld dunklen Monitor etwas erkennen zu können, will sich die Pupille weiten. Gleichzeitig strahlt durch das Fenster helles Tageslicht ins Auge und gibt den Impuls zur Verengung der Pupille. Umgekehrt sollte in dunklen Räumen immer eine Lampe die Umgebung beleuchten, wenn Sie vor dem Computer sitzen. Der Bildschirm strahlt ansonsten zu hell für die Augen.

> **Testen Sie selbst**
> Wenn Sie das nächste Mal abends vor dem Rechner sitzen, schalten Sie alle Lichter im Raum aus. Schauen Sie ein Weilchen auf den Monitor. Anschließend decken Sie die Hände über die Augen und schließen die Lider. Sie werden feststellen, dass Sie in der Mitte der Dunkelheit, die Sie nun wahrnehmen, ein helles Rechteck sehen, das die Form Ihres Bildschirms hat.

Zu hohe Kontraste am Bildschirmarbeitsplatz belasten die Netzhaut. Bei dem oben angeführten Test konnten Sie die Reaktion der Netzhaut auf die Lichteinstrahlung erfahren. Die Sehzellen nehmen einfallendes Licht auf und geben es in der Dunkelheit wieder ab. Man spricht von einem Nachbild. Hohe Kontraste beanspruchen einen Teil der Netzhaut sehr stark, während der Rest kaum stimuliert wird. Vergleichbar ist es damit, wenn Sie ein Kilogramm Gewicht auf die Haut legen. Drückt das Gewicht über eine Spitze auf eine Stelle, erzeugt es Schmerzen. Berührt das Gewicht die Haut jedoch großflächig, ist nur ein leichter Druck spürbar.

> **Gesundheitstipp für die Augen**
> Passen Sie die Helligkeit des Monitors im Laufe des Tages an die Umgebungshelligkeit an. Verstärken Sie die Monitor-Helligkeit, wenn viel Tageslicht im Raum ist, und vermindern Sie sie, wenn es draußen dunkel oder bewölkt ist.

Bei Kunstlicht ermüden die Augen schneller als im Tageslicht. Herkömmliche Lampen setzen sich aus einem Farbspektrum zusammen, das stark von dem des Tageslichts abweicht. Wenn Sie sich viel in mit Kunstlicht beleuchteten Räumen aufhalten, sollten Sie daher in der Freizeit häufig nach draußen gehen. Der Aufenthalt im Freien bei Tageslicht regt alle Sehzellen auf harmonische Weise an und entlastet die Augen vom PC-Stress.

> **Übung: Sonnenlicht tanken**
>
> Nutzen Sie die Gelegenheit, wenn die Sonne scheint. Schließen Sie die Augen, wenden Sie das Gesicht der Sonne zu und spüren Sie, wie das Sonnenlicht durch die geschlossenen Augenlider in die Augen strahlt. Bewegen Sie sanft den Kopf, damit das Sonnenlicht alle Zellen auf der Netzhaut erreicht. Sollten Sie lichtempfindlich sein und sich geblendet fühlen, wenden Sie den Kopf so weit von der Sonne ab, bis Sie keine Blendung mehr empfinden. Auch beim „Blick" in den blauen Himmel kann man die Lichteinstrahlung durch die geschlossenen Lider noch wahrnehmen.

Eine positive Ausnahme bei der künstlichen Beleuchtung bietet das sogenannte Vollspektrumlicht. Seine Farbzusammensetzung ist dem des Tageslichts zur Mittagszeit sehr ähnlich und fördert entspanntes Sehen. Das Farbspektrum ist anregend und wird leicht bläulich wahrgenommen. Es eignet sich tagsüber gut für Arbeitssituationen. Zum Abschalten und zur Entspannung am Abend sind Lichtquellen mit einem rötlich-gelben Spektrum besser geeignet.

> **Gesundheitstipp für die Augen**
> Der Begriff „Tageslichtlampe" sagt nichts über die Zusammensetzung des Farbspektrums aus. Ob eine Leuchtstoffröhre Vollspektrumlicht erzeugt, erkennen Sie an der auf der Röhre aufgedruckten dreistelligen Kennzahl. Ab 955 und höheren Zahlen handelt es sich um Vollspektrumlicht.

Kunterbunt ist ungesund

Farben regen die Netzhaut an. Bunt gestaltete Büroräume können die Augen erfreuen und das Wohlbefinden fördern. Anders verhält es sich mit Farben auf dem Bildschirm. Denn je farbiger die Darstellung auf dem Monitor, desto mehr müssen sich die Augen bei jedem Blickwechsel von einer Farbe zur anderen anstrengen.

Farben haben unterschiedliche Wellenlängen und werden auf dem Monitor so wahrgenommen, als befänden sie sich in unterschiedlichen Entfernungen. Bei jedem Blick zu einer anderen Farbe stellen die Augen neu scharf. Das ermüdet sie schneller, als es bei einer einheitlichen Darstellung mit schwarzen Zeichen auf hellem Hintergrund, der sogenannten Positivdarstellung, der Fall ist.

> **Testen Sie selbst**
> Erstellen Sie ein Dokument – z. B. eine Tabelle – und versehen Sie die ganze Seite mit einem königsblauen Hintergrund. Schreiben Sie nun ein Wort in kräftigem Rot und mit großer fetter Schrift in die Mitte.

> Beobachten Sie, welche Wirkung diese Kombination beim Lesen auf die Augen hat.
> Tauschen Sie nun die Farben: roter Hintergrund, blaue Schrift. Wie wirkt diese Darstellung auf die Augen?

Vermutlich haben Sie bei dem Test bemerkt, dass eine solche Darstellung die Augen irritiert und Sie die Schrift nicht ganz scharf stellen konnten. Um die Augen zu schonen, können Sie weitestgehend auf eine farbige Bildschirmgestaltung verzichten. In E-Mail-Texten oder in Word-Dokumenten lässt sich das in der Regel leicht umsetzen. In Tabellen sind Farben häufig erforderlich, um eine Übersicht zu gewährleisten. In manchen Berufen, wie beispielsweise im Bereich Grafikdesign, werden Sie auf farbige Oberflächen nicht ganz verzichten können.

> **Gesundheitstipp für die Augen**
> Vermeiden Sie farbige Darstellungen auf dem Monitor, wo sie nicht erforderlich sind.
> Ansonsten beachten Sie folgende Regeln:
> Wählen Sie dunkle Farben wie Dunkelblau oder Dunkelgrün, wenn Zeichen farbig dargestellt werden. Das erhält einen hohen Kontrast auf dem hellen Hintergrund.
> Wählen Sie Pastellfarben, wenn Sie einen Hintergrund farbig gestalten. Auch damit erhalten Sie einen guten Kontrast zu den dunklen Zeichen.
> Grelle Farben sind sowohl als Zeichen wie als Hintergrund für die Augen anstrengend. Sie sind begrenzt als Signalfarbe sinnvoll, um auf etwas Wichtiges aufmerksam zu machen.

Augenfreundliche Darstellung

Die Darstellung auf dem Monitor trägt mit dazu bei, wie stark sich die Augen am Computer anstrengen. Ein klar erkennbares Bild erleichtert das Sehen. Wichtig dafür sind ein hoher Kontrast und scharfe Zeichen. Eine ausreichend große Schrift fördert die Erkennbarkeit der Zeichen.

Wenn Sie bei Tageslicht arbeiten, verändert sich die Helligkeit im Raum im Laufe des Tages. Daher sollte die Bildschirmhelligkeit regelmäßig angeglichen werden. Richtig eingestellt ist der Bildschirm so hell, dass man alles leicht erkennen kann und das Bild nicht „ins Auge sticht".

> **Gesundheitstipp für die Augen**
> Sollten Sie Schrift auf dem Bildschirm nicht mehr scharf erkennen können, weil Ihre Sehkraft nachgelassen hat, versuchen Sie es mit folgenden Maßnahmen: Stellen Sie die Schriftzeichen größer ein oder holen Sie den Bildschirm etwas näher an sich heran. Der Mindestabstand von 70 cm (Bildschirmgröße 17 bis 19 Zoll) sollte allerdings nicht mehr als 10 cm unterschritten werden.

Der Blick auf eine Lichtquelle wie den Monitor verbraucht viel Sehkraft. Gutes Licht im Wechsel mit Dunkelheit ist die Grundlage für gesunde und entspannte Augen. Im Büro sorgen Tages- oder Vollspektrumlicht für optimale Lichtverhältnisse.

2.3 Energie und Sehkraft im Gehirn

Die visuelle Wahrnehmung entsteht durch das Zusammenspiel von Augen und Gehirn. Was für die Augen im Hinblick auf die Energieversorgung wichtig ist, gilt auch für den Sehnerv und die visuellen Zentren im Gehirn. Die Augen leisten einen geringeren Anteil am Sehprozess als das Gehirn, sind allerdings das erste Glied in der visuellen Wahrnehmungskette. Ermüden sie, wirkt sich das negativ auf die mentale Leistungsfähigkeit aus. Umgekehrt sieht man mit einem frischen Geist besser.

Mühelos sehen

Je präziser die Informationen sind, die von den Augen an das Gehirn gesendet werden, desto müheloser werden die Seheindrücke verarbeitet. Visuelles Erkennen erfolgt über den Erinnerungsspeicher im Gehirn. Das Gesehene wird mit den Bildern abgeglichen, die in der Erinnerung gespeichert sind. Sehen Sie beispielsweise einen Apfel, sucht das Gehirn in seinem Speicher ein Bild, das dem Gesehenen gleicht. Da Ihnen Äpfel bereits bekannt sind, können Sie das Gesehene sofort zuordnen und Ihr Gehirn erkennt den Seheindruck als Apfel.

Was das Gehirn leistet

Sind die von den Augen gelieferten Informationen mangelhaft, wird es für das Gehirn schwieriger, das Gesehene zuzuordnen. Da unser Gehirn über geniale Fähigkeiten verfügt, ist es bis zu einem gewissen Grad in der Lage, ungenaue visuelle Informationen zu interpretieren und zu erkennen. Sehen Sie einen Apfel leicht verschwommen, reicht die Ähnlichkeit noch aus, um ihn als Apfel zu erkennen. Je undeutlicher der Seheindruck ist, desto mehr mentale Anstrengung ist allerdings für die Auswertung erforderlich. Das Gehirn kompensiert den Mangel, doch der Energieaufwand steigt.

> **Testen Sie selbst**
> Können Sie den folgenden Text lesen?
> „Afugrnud enier Sduite an enier Elingshcen Unvirestiät ist es eagl, in wlehcer Rienhnelfoge die Bcuhtsbaen in eniem Wrot sethen, das enizg wcihitge dbaei ist, dsas der estre und lzete Bcuhtsbae am rcihgiten Paltz snid. Der Rset knan ttolaer Bölsdinn sien, und man knan es torztedm onhe Porbelme lseen."

Vermutlich hat Ihr Gehirn es geschafft, den Sinn des Textes zu verstehen, auch wenn die Buchstaben in einem Wortsalat durcheinandergewürfelt wurden. Vielleicht war Ihnen der Text auch bereits bekannt. Aber was geschieht, wenn der Schwierigkeitsgrad steigt?

> **Testen Sie selbst**
> Verstehen Sie auch diesen Text?
> „Das vmrtliceuh gßörte Aobnegt an 3eo-DiVds fneidt scih iczwnihesn auf YTbuoue. Onhe veil Ttmaam hat das Vpeodoiatrl vor fsat gaenu eenim Jhar enie 3kunDi-Fotn bgltseeiletsret: Die Uesr knenön sohesetpkisroce Voieds in den Ftoemarn Sb-diy-esdie oedr TtotoB-pom hlhaoecdn."

Unabhängig davon, ob Sie diesen Text bis zum Schluss entziffern konnten, ist Ihnen sehr wahrscheinlich aufgefallen, dass die Anstrengung beim Lesen zugenommen hat. Zusammengesetzte Begriffe, lange Wörter und fremdsprachige Begriffe haben dem Gehirn die Zuordnung zu Bekanntem erschwert. Die Ähnlichkeit zu gespeicherten Wörtern war bei manchen vielleicht schon zu gering, um den Sinn verständlich werden zu lassen.

Mentale Anstrengung bei der PC-Arbeit

Wie bereits erwähnt, kann es durch fortwährende Bildschirmarbeit zu einer qualitativen Verschlechterung der visuellen Wahrnehmung auf mehreren Ebenen kommen. Da das Gehirn schleichende Veränderungen nicht bewusst registriert, fällt vielen Menschen die Veränderung erst mal nicht auf. Sie registrieren zunächst nur, dass die Anstrengung bei der Computerarbeit zunimmt. Fortwährende Bildschirmarbeit ohne Pausen kostet Stunde um Stunde mehr visuelle und mentale Energie. Verbunden mit dem starren Blick und der Vereinseitigung im Sehen ist auch eine einseitige Nutzung der Gehirnareale, die für die visuelle Wahrnehmung zuständig sind. Einige Bereiche werden überlastet, andere dagegen kaum stimuliert und beginnen ihre Fähigkeiten mit der Zeit einzubüßen.

Vielen Menschen wird eine Sehverschlechterung erst bewusst, wenn die Sehschärfe nachlässt oder das Bild zeitweilig vor den Augen verschwimmt. Die Anstrengung in Augen und Gehirn passiert allerdings schon früher. Sie wirkt sich nicht nur nachteilig auf die Sehkraft aus, sondern erschwert auch die Arbeit. Ob bewusst oder unbewusst, mangelhaftes Sehen verringert die Lesegeschwindigkeit und die mentale Verarbeitungsgeschwindigkeit. Die Konzentrationsfähigkeit sinkt, die Fehlerhäufigkeit steigt. Die Bewältigung der Arbeitsaufgaben wird mühsam und nimmt mehr Zeit in Anspruch. Doch keine Angst: Durch regelmäßige Unterbrechungen der Bildschirmtätigkeit und ganzheitliche Anregung der Augen erhalten Sie sich gesunde und leistungsfähige Augen.

> **Gesundheitstipp für die Augen**
> Sparen Sie Zeit, indem Sie bei der Computerarbeit regelmäßige Pausen einlegen und die Augen beispielsweise mit einer Übung entspannen. In der Arbeitsmedizin hat man herausgefunden, dass viele kurze Pausen von einigen Minuten über den Tag verteilt wirkungsvoller sind als wenige lange Pausen.

Sehen ist ein ganzheitlicher Prozess. Die Augen stehen in Wechselwirkung mit dem ganzen Körper und dem Gehirn. Müheloses Sehen funktioniert nur dann, wenn die organischen Bedürfnisse nach körperlicher Bewegung und vielseitigen Reizen für Augen und Gehirn zum Zuge kommen. So können Wohlbefinden und Leistungsfähigkeit erhalten bleiben.

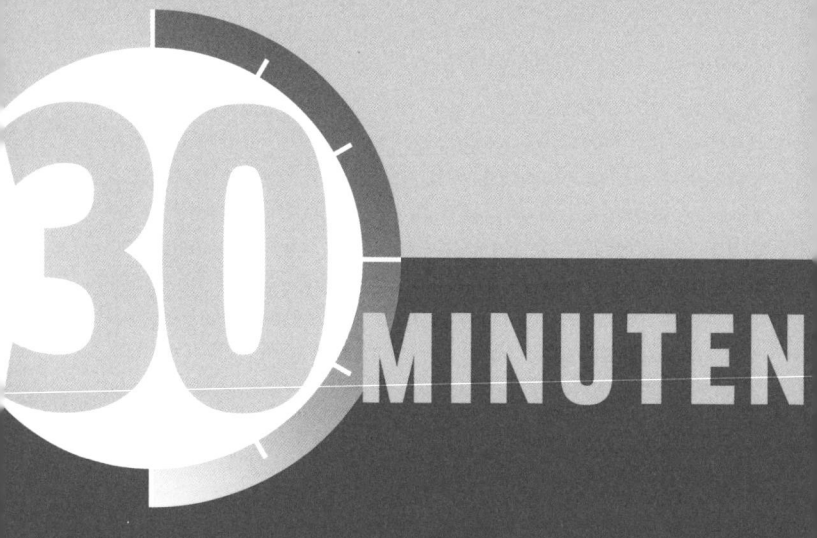

30 MINUTEN

Warum sehen bewegliche Augen viel schärfer?
Seite 50

Wie kann durch Abwechslung bei der Bildschirmarbeit eine gute Sehkraft erhalten bleiben?
Seite 53

Weshalb müssen Augen und Gehirn kooperieren, um den 3-D-Effekt zu erzeugen?
Seite 62

3. Sehen ist Rhythmus

Ist ein Computer an das Stromnetz angeschlossen, arbeitet er bei Bedarf stundenlang, ja tagelang, ohne an Qualität einzubüßen. Der menschliche Organismus funktioniert ganz anders. Damit er gesund und leistungsfähig ist, folgt er einem Rhythmus, dem Wechsel von Anstrengung und Entspannung, Aktivität und Ruhe. Wer seine Akkus nicht regelmäßig auflädt, sich also nicht ausreichend Ruhe und Erholung gönnt, setzt sein Wohlbefinden, seine Leistungsfähigkeit und letztendlich seine Gesundheit aufs Spiel.

Viele Funktionen im Körper folgen dem Wechsel von Gegensätzen. Beispiel Atmung: Wir brauchen zwar laufend Sauerstoff, können aber nicht ständig nur einatmen. Ähnlich ist es beim Sehen. So wie die Augen den Wechsel zwischen hell und dunkel brauchen (siehe Kap. 3.2), verhält es sich auch auf anderen Ebenen: Sehen in Nähe und Ferne, Bewegung und Ruhe, Details erkennen und einen Überblick verschaffen. Das eintönige Sehen am Computer übergeht diesen Rhythmus und vernachlässigt die vielfältigen Möglichkeiten der visuellen Wahrnehmung. PC-Arbeit läuft den physiologischen Erfordernissen des Sehens entgegen.

3.1 Klare Sicht mit beweglichen Augen

Bei der Bildschirmarbeit sind die Augen oft über lange Zeiträume geradeaus auf den Monitor gerichtet oder sie bewegen sich sprunghaft zwischen Bildschirm, Tastatur und Dokumenten. Eine Tätigkeit am Computer bietet keine Impulse, die Augen in eine andere Richtung zu lenken. Sprunghaftes Sehen entspricht nicht den natürlich fließenden Blickbewegungen der Augen. Spontane Augenbewegungen seitlich, diagonal oder kreisförmig in verschiedene Richtungen werden am Computer unterdrückt. Die Muskulatur ermüdet davon und verspannt sich mit der Zeit.

Konzentriertes Sehen ist anstrengend

Wie in Kapitel 1 beschrieben, werden Details schärfer gesehen, wenn die Augenmuskeln locker sind und die Augen viele Mikrobewegungen machen. Beim Sehen am Computer führt konzentriertes Sehen auf Dauer zur Ermüdung der Augenmuskeln. Sie verspannen sich und ihre Beweglichkeit nimmt ab. Trockenheit, Brennen, Rötungen, Flimmern, Druckgefühl und Kopfschmerzen können folgen. Übertreibt man es, verschwimmt sogar das Bild vor Augen.

> **Testen Sie selbst**
> Nehmen Sie für den Test ggf. Ihre Brille ab.
> Stellen Sie sich aufrecht hin. Der Kopf ist geradeaus nach vorne gerichtet. Prüfen Sie, wie weit Sie die Augen von links nach rechts bewegen können.
> Nehmen Sie nun eine „geschlossene" Körperhaltung ein: Drehen Sie die Zehenspitzen einwärts, lassen Sie den Kopf hängen, die Schultern sinken nach vorne und Sie machen sich im Schulterbereich ganz eng. Bewegen Sie die Augen wieder von links nach rechts. Beobachten Sie, ob sich der Bewegungsspielraum der Augen verändert hat.

Vielleicht ist Ihnen bei dem Test aufgefallen, dass die Beweglichkeit der Augen in der „geschlossenen" Körperhaltung eingeschränkt ist. Es gibt mehrere Faktoren, die am Computer zu einer Verringerung der Augenbeweglichkeit führen können: starrer Blick, monotone Augenbewegungen und eine schlechte Körperhaltung. Selbst das Tragen von Brillen und Kontaktlinsen schränkt die Beweglichkeit der Augen ein. Denn in der Mitte des Brillenglases ist die Sicht am schärfsten. Um etwas im Blickfeldrand besser zu sehen, drehen Brillenträger den Kopf. Die Augen bewegen sich nur wenig. Langfristig kann sich die Elastizität der Augenmuskeln verringern und es kann zu Bewegungseinschränkungen kommen. Häufig davon betroffen sind die äußeren Randbereiche und „Ecken". Die Sehleistung der Augen wird dadurch geschwächt.

Um die Augenmuskeln wieder beweglich zu machen, eignen sich Augenbeweglichkeitsübungen. Die Muskulatur wird sanft gelockert, Verspannungen lösen sich. Es ist wichtig, die Bewegungen sanft auszuführen und, falls sie sich zu Beginn anstrengend anfühlen, nur kurze Übungseinheiten zu machen. Die Anstrengung weicht und die Beweglichkeit der Augenmuskeln nimmt schnell zu, wenn Sie täglich eine Übung machen.

> **Übung: Augenmuskeln elastisch machen**
>
> Nehmen Sie für diese Übung ggf. Ihre Brille ab. Führen Sie die Bewegungen langsam aus. Vermeiden Sie es, an den Muskeln zu zerren, bewegen Sie die Augen nur so viel, wie es angenehm ist.
> Nehmen Sie einen Stift und halten ihn mit der Spitze nach oben mit etwas Abstand vor die Augen. Heften Sie den Blick an die Spitze des Stiftes. Es ist unerheblich, ob Sie ihn dabei scharf oder unscharf sehen. Machen Sie zunächst kleine Bewegungen mit dem Stift: von links nach rechts, von oben nach unten. Halten Sie den Kopf möglichst ruhig und verfolgen Sie die Bewegungen nur mit den Augen. Erweitern Sie langsam den Radius. Nun führen Sie die Augen ganz unregelmäßig in alle Richtungen: diagonal, kreis- und wellenförmig usw.

Auch die Mikrobewegungen der Augen (siehe Kap. 1.1) lassen sich gezielt anregen. Am wirkungsvollsten ist es, wenn Sie sich bestimmte „Augenspiele" zur Gewohnheit machen und die Augen damit häufig auf natürliche Weise stimulieren.

> **Übung: Training Augenmuskeln**
>
> So trainieren Sie Ihre Augenmuskeln im Alltag ganz nebenbei:
> 1. Zählen Sie die Fenster an einem Hochhaus, die Pflastersteine auf der Straße, die Stifte in einem Halter, die Bügel an der Garderobe, die Stühle im Restaurant, die Blätter an einem Baum oder die Sterne am Himmel.
> 2. Verfolgen Sie die Umrisse der Gegenstände in Ihrem Umfeld mit den Augen. Kopf und Nacken sind dabei locker und beweglich. Dennoch bewegen Sie vorwiegend die Augen.
> 3. Spielen Sie Detektiv: Beobachten Sie Ihre Umgebung ganz unauffällig, indem Sie nur mit den Augen zu allen Seiten blicken.

Bei der Computerarbeit kann es zu Bewegungseinschränkungen der Augenmuskeln und schlechterem Sehen kommen. Die Augenbeweglichkeit kann aber durch einfache Übungen und Spielereien im Alltag trainiert werden.

3.2 Abwechslung erfrischt die Sehkraft

Viele Kurzsichtige stellen im Urlaub erstaunt fest, dass sich ihr Sehen verbessert. Manche können sogar vorübergehend auf ihre Brille verzichten. Die Augen finden abwechslungsreiche Seheindrücke vor und können sich frei bewegen. Bei einem Spaziergang am Strand oder einer Wanderung im Grünen wechseln die Augen automatisch zwischen nah und fern, hell und dunkel, erleben verschiedene Farbeindrücke und die Weite der Landschaft. Die Augen entspannen sich dabei. Die Sehkraft regeneriert.

Eintöniges Sehen am Computer
Beim Sehen am Computer ist nur ein Teil der Sehfähigkeit der Augen gefordert. Die jeweils gegensätzliche Qualität wird kaum beansprucht und daher nicht stimuliert. Wenn diese Sehqualitäten auch in anderen Situationen nicht zum Zuge kommen, lassen ihre Fertigkeiten nach. Anpassungsfähigkeit und Feinheiten in der visuellen Wahrnehmung gehen verloren. Dies kann zu einem eingeengten Blickfeld, Blendempfindlichkeit oder einer abgeschwächten Farbwahrnehmung führen, um nur einige Beispiele zu nennen. Nicht nur die Überanstrengung der Augen wirkt sich ungünstig auf den Sehsinn aus, sondern auch die Vernachlässigung von Sehpotenzialen.

Konzentriertes Sehen macht den Blick eng
Bei der Bildschirmarbeit liegt die Konzentration in der Wahrnehmung auf dem Detailsehen. Nur so funktioniert es, gestochen scharf zu sehen. Dabei ist die Mitte der Netzhaut aktiv. Die Seheindrücke in den Randbereichen der Netzhaut werden vom Gehirn unterdrückt. Denn eine bewusste Wahrnehmung des Umfelds würde die Konzentration stören. Die Wirkung ist ähnlich wie

in einem Theaterstück, in dem während der gesamten Vorstellung nur die Hauptdarstellerin mit einem Scheinwerfer beleuchtet wird. Für zwei Stunden steht sie im Rampenlicht, ohne Pause, ohne einen Moment, in dem sie nicht gefordert wird. Dies wäre sicherlich nur mit einer großen Anstrengung durchzuhalten. Die anderen Schauspieler stehen dabei die ganze Zeit im Schatten. Ob sie etwas tun oder nicht, ob sie etwas sagen oder nicht, sie finden kaum Beachtung. Wer würde sich wundern, wenn sie unzufrieden und unmotiviert wären? Probieren Sie selber aus, wie es sich anfühlt, wenn Teile der Netzhaut nicht aktiv sehen.

> **Testen Sie selbst**
> Nehmen Sie für den Test ggf. Ihre Brille ab.
> Stellen Sie sich frei im Raum und aufrecht hin. Halten Sie die Hände mit leicht geöffneten Fäusten so vor die Augen, als würden Sie durch einen Feldstecher schauen. Ihr Blickfeld sollte nun nach vorne offen und zu den Seiten von den Händen begrenzt sein. Gehen Sie nun langsam und vorsichtig durch den Raum. Beachten Sie, wie es sich anfühlt, sich mit einem eingeengten Blickfeld zu bewegen.
> Nehmen Sie ein DIN-A4-großes Blatt Papier und falten Sie es längs in der Mitte so, dass es einen schmalen Streifen ergibt. Halten Sie den Streifen senkrecht und mittig vor das Gesicht. Stirn und Nase berühren das Blatt. Es schränkt nun Ihr mittleres Blickfeld ein und Sie können nur die seitliche Umgebung sehen. Richten Sie den Blick nach vorne, als könnten Sie durch das Blatt hindurch in die Ferne sehen. Gehen Sie nun langsam und vorsichtig

> durch den Raum. Beobachten Sie, wie es sich anfühlt, wenn das Zentrum des Blickfeldes ausgeschaltet ist. Der Test ist sehr interessant, wenn mehrere Personen gleichzeitig vorsichtig durch den Raum gehen. Sie haben dann den Effekt, dass plötzlich unerwartet Personen in Ihrem Blickfeld auftauchen.

Die Weite im Blick

Die seitlichen bzw. peripheren Bereiche der Netzhaut dienen dazu, uns einen Überblick über die Umgebung zu verschaffen. Die Sehzellen im äußeren Blickfeld reagieren besonders gut auf Bewegung. Sie warnen uns beispielsweise rechtzeitig vor Gefahren im Straßenverkehr. Zudem werden die Sehzellen in der Netzhautperipherie in der Dämmerung und in der Dunkelheit aktiv. Werden sie zu wenig stimuliert, wird ihre Wahrnehmungsfähigkeit geschwächt. Eine typische Folge langen, konzentrierten Sehens vor dem Computer ist der sogenannte Tunnelblick. Er bezeichnet eine eingeschränkte Wahrnehmung im seitlichen Blickfeld. Doch auch eine erhöhte Licht- und Blendempfindlichkeit sowie Schwierigkeiten beim Sehen in der Dämmerung und in der Nacht sind die Folge einer verminderten Anpassungsfähigkeit der peripheren Sehzellen.

> **Übung: Das seitliche Blickfeld stimulieren**
> Sie benötigen zwei Post-it-Zettel. Malen Sie mit einem dicken Stift ein Smiley auf jedes Blatt. Nehmen Sie für diese Übung ggf. Ihre Brille ab.

Stellen Sie sich aufrecht hin. Halten Sie mit jeder Hand ein Post-it seitlich am Rand fest, sodass das Smiley zu Ihnen zeigt. Richten Sie den Blick geradeaus nach vorne und fixieren Sie einen Gegenstand. Beginnen Sie nun beide Post-its im seitlichen Blickfeld zu bewegen. Nehmen Sie dabei die Smileys gleichzeitig wahr, ohne sie direkt anzusehen. Bewegen Sie die Post-its immer weiter nach außen zum Rand Ihres Blickfeldes – auch oben und unten. Testen Sie, wie weit Sie die Arme ausbreiten und die Smileys noch wahrnehmen können.

Durch die bewusste Anregung des seitlichen Blickfeldes werden die Sehzellen in der Netzhautmitte entlastet und können regenerieren. Doch nicht nur die Augen erholen sich, wenn sich der Fokus öffnet. Zugleich vertieft sich der Atem, der Schulter-Nacken-Bereich entspannt und es werden Regionen im Gehirn stimuliert, die beim fokussierten Sehen passiv bleiben.

Übung: Das seitliche Blickfeld aktivieren

So aktivieren Sie das seitliche Blickfeld im Alltag ganz nebenbei:
1. Schließen Sie die Augen und visualisieren Sie, wie Ihr Blick über die unendliche Weite des Meeres gleitet. Nehmen Sie das Blau von Himmel und Wasser in sich auf und sehen Sie, wie die Sonnenstrahlen auf den Wellen glitzern.
2. Wenn Sie zu Fuß unterwegs sind, halten Sie den Blick geradeaus nach vorne gerichtet. Gleichzeitig

beobachten Sie, wie Dinge seitlich in Ihrem Blickfeld vorbeiziehen: die Fenster eines Hauses, die Bäume einer Allee, Laternenpfähle. Die Wahrnehmung ist umso deutlicher, je dichter Sie an den Gegenständen vorbeigehen.
3. Spielen Sie Detektiv: Beobachten Sie unauffällig, was sich in Ihrem Blickfeld bewegt, ohne direkt hinzusehen: Hunde, Fahrradfahrer, farbenfroh gekleidete Menschen, fliegende Vögel.
4. Bewegen Sie sich abends zu Hause, ohne das Licht anzumachen oder bei Kerzenschein.

Ständige Nahsicht lähmt die Sehkraft

Diverse Studien kommen zu dem Ergebnis, dass ständige Nahsicht dem Augapfel ein falsches Signal gibt. Er stellt sich auf das Sehen in kurzer Distanz ein und wird länger. Das macht das Auge kurzsichtig. Viele Menschen kennen nach längeren Phasen am Computer folgendes Phänomen: Sie schauen in die Ferne und der Blick braucht zum Scharfstellen länger als sonst. Bei manchen sind es Sekunden, bei anderen einige Minuten.

Den Schirm vor Augen

Die Entfernung eines Computerbildschirms befindet sich für die Augen im mittleren Nahbereich – in der Regel zwischen 50 und 80 cm. So wie den Augenmuskeln gibt die Bildschirmtätigkeit auch der Augenlinse keinen Anlass zur Abwechslung. Wenn keine Unterbrechung eintritt, verharrt der Blick in der Entfernung zum Monitor oder springt zwischen Bildschirm, Tastatur und Dokumenten. In die Ferne wechselt er jedoch nicht. Der Ringmuskel um die Augenlinse verkrampft sich mit der Zeit und hat anschließend Mühe, sich auf die Ferne einzustellen. Die Gewohnheit, den Blick regelmäßig vom Monitor zu lösen und in die Ferne zu blicken, entlastet die Augen.

Je näher sich ein Gegenstand befindet, den die Augen fixieren, desto anstrengender ist es. Machen Sie die Erfahrung mit dem folgenden Test selbst.

> **Testen Sie selbst**
> Führen Sie das Buch langsam näher und näher an die Augen heran. Versuchen Sie dabei den Text weiterhin scharf zu sehen. Je näher Sie kommen, desto deutlicher sollte die Anstrengung in den Augen spürbar werden.

> **Gesundheitstipp für die Augen**
> Stellen Sie den Monitor mindestens 70 cm von den Augen entfernt auf. Bildschirme, die größer als 19 Zoll sind, können noch weiter entfernt stehen. Vergrößern Sie bei Bedarf die Schrift, damit Sie alles mühelos erkennen können.

So weit das Auge reicht

Im Alltag gibt es noch viele weitere Tätigkeiten, bei denen der Blick über lange Phasen auf dieselbe Entfernung fixiert ist und die Linse starr bleibt: im Nahbereich das Lesen und alle Feinarbeiten, in etwas weiterer Entfernung Kino, Fernsehen und Autofahren. Zu wenige Wechsel zwischen Nah- und Fernsicht wirkt sich ungünstig auf die Elastizität der Augenlinse aus. Der Stoffwechsel wird herabgesetzt und die Flexibilität der Linse nimmt schneller als nötig ab. Nicht ohne Grund brauchen in der heutigen Zeit viele Menschen bereits ab dem 40. Lebensjahr eine Lesebrille. Durch die regelmäßige Aktivierung der Augenlinse kann dieser Zeitpunkt um einige Jahre nach hinten verlagert werden.

> **Übung: Die Elastizität der Linse fördern**
>
> Die Übung ist wirkungsvoller, wenn sie ohne Brille bzw. Kontaktlinsen ausgeführt wird.
> Nehmen Sie eine Zeitschrift (oder eine Postkarte) zur Hand. Falten Sie die Zeitschrift der Länge nach zusammen. Decken Sie nun ein Auge mit einer Hand ab. Lassen Sie das Auge unter der Hand geöffnet, auch wenn es jetzt nichts sehen kann. Nehmen Sie die gefaltete Zeitschrift in die andere Hand und richten Sie das sehende Auge auf eine Abbildung. Beugen und strecken Sie nun den Arm, mit dem Sie die Zeitschrift halten. Der Blick verfolgt die Abbildung. Führen Sie die Zeitschrift dabei ganz nah an das geöffnete Auge heran und strecken Sie den Arm anschließend ganz durch. Je nach Abstand wird sich die Sehschärfe verändern. Das ist normal, beobachten Sie einfach, wie das Bild klar und verschwommen wird. Wiederholen Sie den Bewegungsablauf etwa eine Minute lang und wechseln danach die Seite.

Beobachten Sie im Alltag, wie selten der Blick tatsächlich in die Ferne schweifen kann. Oft schränken Räume,

Wände oder Fahrzeuge seine Freiheit ein. Manche Freizeitaktivitäten kann man gut nutzen, um mit dem Blick zwischen verschiedenen Entfernungen zu wechseln. Verfolgen Sie den Ball beim Tennisspielen, werfen Sie einen Stock beim Spaziergang mit Ihrem Hund und schauen ihm zu, wie er dem Stock nachspringt und ihn wiederbringt. Für die folgenden Vorschläge benötigen Sie kein spezielles Hobby.

> **Übung: Anregung der Augenlinse**
>
> So regen Sie die Augenlinse ganz nebenbei zu mehr Bewegung an:
>
> 1. Schauen Sie bei der Computerarbeit so oft wie möglich aus dem Fenster.
> 2. Fixieren Sie abwechselnd mehrere Gegenstände in unterschiedlichen Entfernungen. Beispielsweise Maus, Telefon, Kleiderständer, Pflanze auf dem Fensterbrett, Haus oder Baum vor dem Fenster, Wolke am Himmel. Danach in umgekehrter Reihenfolge zurück.
> 3. Wenn Sie lesen: Führen Sie den Text zwischendurch so dicht an die Augen heran, bis er verschwimmt. Danach halten Sie ihn so weit weg, wie es Ihre Arme zulassen. Wiederholen Sie die Bewegung einige Male. Blinzeln Sie dabei ganz bewusst.
> 4. Beim Spaziergang oder Joggen: Fixieren Sie einen Gegenstand in der Ferne. Verfolgen Sie ihn mit dem Blick so lange, bis Sie an ihm vorbeilaufen.

30 *Die Wahrnehmung von Ferne und Weite bietet den Augen eine Abwechslung zur Computerarbeit. Eine bewusste Wahrnehmung des peripheren Blickfeldes regt Netzhaut und Gehirn an. Der Blick aus dem Fenster und der Aufenthalt in der Natur bringt den Augen Ausgleich und Anregung.*

3.3 Augen und Gehirn im Gleichgewicht

Etwa ein Drittel des Gehirns ist an der Verarbeitung visueller Reize beteiligt. In einem komplexen Prozess entsteht dort die dreidimensionale Wahrnehmung der Umwelt. Dies funktioniert nur dann einwandfrei, wenn die Augen zwei gleichwertige Bilder an das Gehirn senden. Die beiden Einzelbilder werden zu einem Gesamtbild verschmolzen und erzeugen die Tiefenschärfe.

Experten schätzen, dass in Deutschland rund vier Millionen Menschen Probleme mit dem dreidimensionalen Sehen haben. Bei den meisten sind sie allerdings so geringfügig, dass es im Alltag in der Regel nicht ins Gewicht fällt. Erst wenn die Augen besonders beansprucht werden, wie es am PC der Fall ist, treten Schwierigkeiten auf. Untersuchungen deuten darauf hin, dass lediglich ein Drittel der Menschen mit einer Computertätigkeit in der Bildschirmdistanz ein gleichmäßiges beidäugiges Sehen aufweisen.

Verschiebung in der Dominanz

Jeder Mensch hat ein Führungsauge. Gutes Sehen erfordert dennoch, dass beide Augen möglichst ausgeglichen am Sehprozess beteiligt sind. Ein Ungleichgewicht führt zu mehr Anstrengung für die Augen und das Gehirn.

> **Testen Sie selbst**
> Fixieren Sie einen Punkt in einiger Entfernung vor sich. Strecken Sie einen Arm aus und weisen Sie mit dem Zeigefinger genau auf die gewählte Stelle. Schließen Sie nun abwechselnd erst ein Auge und dann das andere, ohne die Position des Arms zu verändern. Wenn Sie mit einem Auge schauen, zeigt der Finger exakt auf den Punkt. Wenn Sie mit dem anderen Auge schauen, befindet sich der Finger ein Stück neben dieser Stelle. Das Auge, das geöffnet ist, während der Finger auf den Punkt zeigt, ist Ihr dominantes Auge.

Doppelt sieht man besser

Bei der Computerarbeit werden nicht nur die Augen einseitig gefordert. Viele Aktivitäten beanspruchen auch im Gehirn vorwiegend eine Hemisphäre. Die andere Gehirnhälfte wird kaum beansprucht. Eine Ausnahme bilden Berufe mit einer kreativen Tätigkeit, wie beispielsweise im Bereich Grafikdesign.

Monotones Arbeiten am PC fördert ein Ungleichgewicht auf visueller wie mentaler Ebene. Dieses entsteht schneller, wenn die Augen eine voneinander abweichende Sehschärfe haben. Je größer der Unterschied in der Sehstärke ist, desto schneller tendiert ein Auge dazu, die Führung zu übernehmen. Es ist daher wichtig, solche Unterschiede durch eine Brille oder Kontaktlinsen auszugleichen. Doch selbst wenn beide Augen gleich gut sehen, kommt es durch zu wenige Unterbrechungen vielfach zu einer Veränderung in der Dominanz. Der Sehprozess kostet dann mehr Energie. Ermüdung und Konzentrationsschwächen stellen sich ein.

Übung: Ein Gleichgewicht herstellen

Nehmen Sie einen Stift zur Hand und halten ihn auf Augenhöhe in ca. 20 cm Entfernung vor die Nase. Fixieren Sie einen Gegenstand, der sich in einiger Entfernung vor Ihnen befindet. Achten Sie gleichzeitig auf den Stift. Er sollte nun doppelt sichtbar sein – zu beiden Seiten des fixierten Gegenstandes.

Falls sich der Stift nicht verdoppelt: Fixieren Sie weiterhin den Gegenstand in der Ferne. Schließen Sie ein Auge. Der Stift wird auf einer Seite neben dem Gegenstand sichtbar. Nun wechseln Sie und schließen das andere Auge. Der Stift erscheint auf der anderen Seite des Gegenstands. Schließen Sie ein paar Mal abwechselnd das eine und das andere Auge und lassen Sie den Stift dadurch „hin- und herspringen". Anschließend öffnen Sie wieder beide Augen. Beobachten Sie, ob Sie nun die Verdoppelung des Stifts wahrnehmen können.

Wenn sich der Stift verdoppelt: Fixieren Sie weiterhin den Gegenstand in der Ferne. Verschieben Sie den Stift nun so weit, dass es aussieht, als zeigt die eine Spitze des Stiftes direkt auf den Gegenstand und die

> andere befindet sich daneben. Anschließend verschieben Sie den Stift so, dass die zweite Spitze auf den Gegenstand zeigt und die erste danebenliegt. Schieben Sie den Stift mehrmals hin und her, sodass die Spitzen jeweils abwechselnd auf den Gegenstand zeigen.

Die oben beschriebene Übung kann individuell unterschiedlich verlaufen. Es kann sein, dass Sie Mühe haben, die Verdoppelung wahrzunehmen. Es kann auch sein, dass Sie einen Stift deutlich und den anderen nur undeutlich wahrnehmen oder er abwechselnd auftaucht und verschwindet. In diesen Fällen sind die Augen nicht gleichmäßig aktiv. Haben Sie Geduld mit sich und probieren Sie es ab und zu erneut.

Wenn Sie bei dem Test beide Stifte auf Anhieb gleichmäßig und doppelt wahrnehmen, probieren Sie es erneut nach einer längeren Phase am Computer. Es kann vorkommen, dass die Verdoppelung dann gar nicht oder ungleichmäßig erscheint. In diesem Fall hat ein Auge „abgeschaltet". Sie können es mit der oben beschriebenen Übung aktivieren, um das Gleichgewicht wiederherzustellen. Weitere Möglichkeiten dazu finden Sie nachfolgend.

> **Übung: Zusammenspiel der Augen aktivieren**
>
> So intensivieren Sie das Zusammenspiel der Augen ganz nebenbei:
> 1. Halten Sie Ihren Zeigefinger auf Augenhöhe vor die Nase. Fixieren Sie einen Gegenstand in der Ferne. Schließen Sie abwechselnd das linke und das rechte Auge und lassen Sie den Finger „hin- und herspringen."
> 2. Nehmen Sie zwei DIN-A4-große Blätter. Rollen Sie eines davon der Länge nach zusammen wie ein Fernrohr. Halten Sie die Rolle mit der linken Hand vor das linke Auge und schauen Sie durch. Halten Sie die Kante des zweiten Blattes an das Ende der Rolle, das von Ihnen entfernt ist, ohne die Öffnung zu verdecken. Der Blick fällt nun auf das Blatt, während das linke Auge gleichzeitig durch die Rolle schaut. Lassen Sie beide Augen geöffnet. Beobachten Sie, was Sie nun sehen. Es könnte sein, dass das Blatt ein Loch bekommen hat ...
> 3. Stimulieren Sie Ihr schwächeres Auge, indem Sie das bessere in vertrauter Umgebung gelegentlich mit einer Augenklappe abdecken (Bezugsquelle: Apotheke). Dauer: 10 bis 15 Minuten.

Die visuelle Wahrnehmung funktioniert nur dann reibungslos, wenn die Augen einwandfreie und gleichwertige Bilder an das Gehirn senden. Zu wenige Unterbrechungen bei der Computerarbeit begünstigen eine temporäre Verschiebung der Dominanz zwischen den zwei Augen und zwischen den beiden Gehirnhälften.

3.4 Spielend sehen

In einem ganzheitlichen Sehtraining, wie ich es in meinen Schulungen anbiete, finden sich viele spielerische Elemente. Frei von Leistungsdruck werden damit alle Sehfunktionen angeregt, ohne dass es sich wie lästiges Üben anfühlt. Stattdessen kommt man mit Leichtigkeit in Bewegung und hat Spaß. Ein ideales Instrument, um die Augen zu aktivieren, sind Bälle. Zur Anregung der Augen sind alle Bälle geeignet, die sich gut mit einer Hand fangen lassen, wie beispielsweise Tennis- und Jonglierbälle.

> **Übung: Ballspiele**
>
> Für die Augenbeweglichkeit: Nehmen Sie einen Ball und werfen ihn in die Luft. Fangen Sie den Ball mit der anderen Hand wieder auf. Verfolgen Sie den Ball mit dem Blick, während Sie ihn abwechselnd mit der einen und mit der anderen Hand in die Luft werfen. Der Nacken bleibt locker und der Kopf bewegt sich mit, während die Augen den Ball verfolgen.
> Variante: Gehen Sie gleichzeitig herum.
> Steigerung: Nehmen Sie einen Ball in jede Hand. Werfen Sie immer denselben Ball in die Luft und fangen ihn mit der anderen Hand. Den zweiten Ball legen Sie in die jeweils frei werdende Hand (ohne ihn zu werfen).
> Variante: Gehen Sie auch dabei herum.
>
> Für das periphere Sehen: Nehmen Sie einen Ball in jede Hand. Halten Sie die Bälle auf Hüfthöhe seitlich von Ihrem Körper. Schauen Sie geradeaus und fixieren den Blick auf einen Gegenstand vor sich. Werfen Sie

nun einen Ball in die Luft und fangen ihn wieder auf, ohne ihn dabei direkt anzusehen. Das ist einfacher, wenn Sie am Anfang nicht so hoch werfen. Wiederholen Sie mehrmals mit derselben Hand. Danach werfen Sie mehrmals den Ball in der anderen Hand.
Steigerung: Werfen und fangen Sie beide Bälle gleichzeitig, ohne sie direkt anzusehen.

Für die Elastizität der Augenlinse: Stellen Sie sich zu zweit in einem größeren Abstand voreinander auf und werfen Sie sich gegenseitig Bälle zu. Je nach Schwierigkeitsgrad können Sie mit einem oder mehreren Bällen gleichzeitig spielen. Werfen und fangen Sie die Bälle dabei abwechselnd nur mit der linken bzw. mit der rechten Hand.
Variante, wenn kein Partner verfügbar ist: Werfen Sie den Ball gegen eine Wand und fangen ihn wieder.
Steigerung: Schließen Sie beim Spielen jeweils ein Auge (evtl. indem Sie es mit einer Hand bedecken).

Andere Spiele haben eine ähnliche Wirkung. Miteinander zu spielen ist befreiend, anregend und bringt Menschen auf der emotionalen Ebene miteinander in Kontakt. In einem beruflichen Kontext bedarf es noch der gesellschaftlichen Akzeptanz. Gerade Spielen in den Bildschirmpausen würde Körper und Geist auf angenehme und effiziente Weise erfrischen und fit für den Arbeitsprozess erhalten.

Bildschirmpausen wirken

Bei den Verantwortlichen in der betrieblichen Gesundheitsförderung herrscht Einigkeit darüber, dass regelmäßige Bildschirmpausen die körperliche und visuelle

Gesundheit sowie die mentale Leistungsfähigkeit erhalten. Häufige kurze Pausen sind dabei wirkungsvoller als wenige lange Unterbrechungen. Wenn man durcharbeitet, baut sich eine Anspannung auf, die sich nicht so schnell wieder löst. Gestützt wird die Empfehlung von regelmäßigen Bildschirmpausen auch von der Bildschirmarbeitsverordnung.

Gegen den Strom
Trotz dieser Erkenntnis bieten die wenigsten Betriebe Flächen innerhalb der Bürolandschaften an, die kreativ und einladend gestaltet sind, um Mitarbeiter zu Aktiv- bzw. Entspannungspausen anzuregen. Wer die Empfehlungen aus der Arbeitsmedizin für sich persönlich am Arbeitsplatz umsetzen will, braucht viel Mut und Selbstdisziplin. Es gilt nicht nur, die inneren Hürden wie Bequemlichkeit und Scheu, ganz offensichtlich etwas Ungewöhnliches zu tun, zu überwinden. Auch Hänseleien von unwissenden Kollegen oder Rügen von uneinsichtigen Vorgesetzten sind eine Herausforderung, die gemeistert werden will. Wer es dennoch schafft, am Arbeitsplatz Übungen auszuführen, ist ein wichtiger Vorreiter für eine gesundheitsbewusste und menschengerechte Arbeitsweise und hilft dabei mit, eine neue Gesundheitskultur in der Büroarbeit durchzusetzen.

Spielräume erweitern
Wer bei seinem Arbeitgeber keine Tabus brechen kann oder will, dem bleibt die Möglichkeit, unauffällig zu

üben. Statt Ihren Chef oder Ihre Mitarbeiter zu ändern – was viel Energie kostet und nur selten erfolgreich ist –, ändern Sie sich selbst. Finden und nutzen Sie alle Gelegenheiten, die Ihnen zur Verfügung stehen, um sich zwischendurch zu entspannen: Kaffee- und Mittagspause, notfalls die Toilette. Lenken Sie den Fokus darauf, was umsetzbar ist, statt sich über Zwänge zu ärgern. Je vertrauter es für Sie selbst wird, sich mithilfe von Übungen zu regenerieren, desto selbstverständlicher werden Sie darüber sprechen und beginnen, sich damit zu zeigen. Das schafft weitere Spielräume und trägt langfristig zu mehr Akzeptanz in der Berufswelt bei.

> **Gesundheitstipp für die Augen**
> Viele Augenübungen können sehr unauffällig durchgeführt und in den Arbeitsablauf eingebaut werden. Einige Beispiele:
> 1. Beim Telefonieren aus dem Fenster sehen
> 2. Blinzeln auf dem Weg zum Kopierer
> 3. In der Kaffee- oder Mittagspause den Blick schweifen lassen (siehe Übung S. 61)
> 4. Beim Trinken kurz die Augen schließen
> 5. In der Toilette die Augen kreisen lassen

Ein Blick in die Zukunft

Es gibt bereits viele positive Ansätze in der betrieblichen Gesundheitsförderung. Je einsichtiger es für Arbeitgeber und Vorgesetzte wird, dass Sehen, körperliche Bewegung und mentale Fitness verknüpft sind, desto mehr Aktiv- und Ruhebereiche werden direkt am Arbeitsplatz Einzug erhalten. Voraussetzung dafür ist, dass der Nutzen spielerischen Aktiv- und Entspannungstrainings am Arbeitsplatz nicht nur für die Mitarbeitergesundheit erkannt wird, sondern auch als Vorteil für die Kreativität und Wettbewerbsfähigkeit der Betriebe. In den Bürowelten der Zukunft, die den körperlichen und geistigen Bedürfnissen des Menschen entsprechen, gibt es im wahrsten Sinne des Wortes Spielräume für Bewegung und Erholung. Sobald arbeitsmedizinische Erkenntnisse vor Ort räumliche Gestalt annehmen und in der Betriebskultur auch von Vorgesetzten (vor-)gelebt werden, fühlen sich Mitarbeiter bei der Umsetzung eines gesundheitsförderlichen Verhaltens ermutigt statt behindert. Pate für eine solche Entwicklung kann die persönliche Erfahrung der betrieblich Verantwortlichen stehen.

Computerarbeit ist Schwerarbeit für die Augen, denn sie unterbindet den natürlichen Impuls nach Abwechslung. Ist die Beanspruchung zu einseitig, stumpft die Sehkraft ab. Einfache Übungen, gesunde Gewohnheiten und spielerische Bewegung erhalten die visuelle körperliche und mentale Leistungsfähigkeit. In der gesundheits- und leistungsfördernden Bürowelt der Zukunft gehören Spielräume für Bewegung, Spaß und Erholung zur Selbstverständlichkeit.

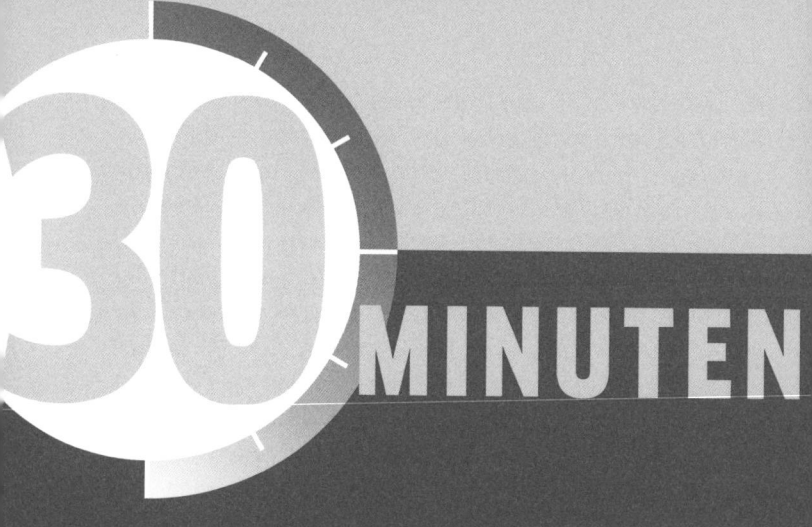

30 MINUTEN

Weshalb schränken Brillen und Kontaktlinsen die Augenbeweglichkeit ein?

Seite 74

Wie wird die Sehkraft durch den gelegentlichen Verzicht auf die Brille angeregt?

Seite 76

Welches ist die richtige Brille für die Computerarbeit?

Seite 80

4. Sehhilfen unter der Lupe

Brillen und Kontaktlinsen sind ein unverzichtbares Hilfsmittel für Menschen mit einer Sehstörung. Die Zahl derer, die im Laufe ihres Lebens eine Brille brauchen, hat innerhalb der letzten Generationen sprunghaft zugenommen. Allein ein Drittel der Bevölkerung in Deutschland und Europa ist kurzsichtig. In den industrialisierten Ländern Asiens ist die Zahl der Kurzsichtigen sogar mehr als doppelt so hoch. Tendenz steigend. Ohne Brillen oder Kontaktlinsen wären viele Menschen von Informationsquellen wie Internet, Fernsehen und Zeitungen abgeschnitten. In einer Welt, in der der Sehsinn zum wichtigsten Sinneskanal geworden ist und Kommunikation großteils über digitale oder Printmedien läuft, sind optische Hilfsmittel eine wichtige Errungenschaft.

4.1 Irrtum Brille

Da der Gebrauch von Brillen und Kontaktlinsen so üblich ist, mag es den Anschein erwecken, dass diese optischen Sehhilfen den Verlust der natürlichen Sehkraft vollständig kompensieren können. Den meisten Menschen ist nicht bewusst, wie komplex die visuelle Wahrnehmung ist und welche Feinjustierung zwischen Augen und Gehirn erforderlich ist, um einen qualitativ hochwertigen optischen Eindruck zu erzeugen. So ist ihnen auch nicht bewusst, dass sich eine nachlassende Sehschärfe zwar mithilfe einer Brille wiederherstellen lässt, allerdings nur auf Kosten von anderen Sehpotenzialen.

Weniger Beweglichkeit
Beim Tragen einer Brille werden die Bewegungen der Augen eingeschränkt. Die Sehschärfe ist im Zentrum des Brillenglases am höchsten. Zu den Rändern hin wird die Wahrnehmung undeutlicher. Aus diesem Grund bewegen Brillenträger mehr den Kopf als die Augen, wenn sie den Blick irgendwo hinwenden. Die Augenbewegungen in verschiedene Richtungen verringern sich. Damit nimmt die Flexibilität der Augenmuskeln ab und die natürliche Sehkraft wird beeinträchtigt (siehe Kap. 3.1). Beim Tragen von Kontaktlinsen haben die Augen etwas mehr Bewegungsspielraum. Der Nachteil ist allerdings, dass durch den Fremdkörper auf den Augen die Sauerstoffversorgung der Hornhaut verringert ist.

Verengtes Blickfeld

Brillenträger verlernen es, die optischen Reize, die von dem Bereich außerhalb der Brillenfassung kommen, bewusst wahrzunehmen. Da der Blick durch eine Sehhilfe die Wahrnehmung der Umwelt etwas verändert, passen die Informationen um den Brillenrand herum nicht zum Gesamtbild. Sie sind irritierend und werden ausgeblendet. Der Blick durch eine Brille reduziert so die periphere Wahrnehmung. Auch beim Tragen von Kontaktlinsen tritt dieser Effekt zum Teil auf. Der folgende Test mag Ihnen anhand eines Vergleichs einen Eindruck vermitteln, wie sich die Weite der Wahrnehmung mit und ohne Brille verändert.

> **Testen Sie selbst**
>
> *Phase 1*
> Stellen Sie sich auf einen Balkon oder öffnen Sie ein Fenster und lehnen sich ein Stück hinaus. Lassen Sie den Blick in alle Richtungen schweifen und beobachten Sie, was Sie ringsherum alles sehen können.
>
> *Phase 2*
> Gehen Sie nun ins Haus und schließen die Balkontür oder das Fenster. Schauen Sie hinaus und beobachten Sie, wie viel Sie jetzt noch von der Umgebung sehen können.
>
> *Phase 3:*
> Machen Sie nun drei Schritte nach hinten. Schauen Sie wieder nach draußen und beobachten Sie, was jetzt von der Umgebung noch sichtbar geblieben ist.

Phase 1 entspricht dem freien Blick, den Sie ohne Sehhilfe haben. In Phase 2 ist der Blick bereits eingeschränkt, ähnlich wie wenn Sie eine Brille für die Kurzsichtigkeit tragen. Benötigen Sie bereits eine Korrektur für mehrere Entfernungen, entspricht Phase drei der Art, wie das Blickfeld begrenzt wird.

Das Ziel einer Sehhilfe ist es, eine hundertprozentige Sehschärfe herzustellen. Die Augenbeweglichkeit und das Blickfeld verringern sich jedoch beim Sehen durch die Brille oder mit Kontaktlinsen.

4.2 Sehhilfen flexibel nutzen

Eine gute Sehkraft ist nicht mit einer guten Sehschärfe gleichzusetzen, sondern umfasst viel mehr: eine gute Farb- und Kontrastwahrnehmung, die Umstellung zwischen hell und dunkel, nah und fern, die Beweglichkeit der Augen, eine gute periphere und räumliche Wahrnehmung. Erst die Summe dieser Faktoren ergibt eine gute Sehqualität.

Der Fokus der meisten Menschen liegt allerdings darauf, hundert Prozent scharf zu sehen. Ist dies nicht gegeben, wird gleich eine Brille benutzt bzw. die Korrektur in der Brille verstärkt. Dabei ist eine hundertprozentige Sehschärfe für viele Alltagsaktivitäten nicht nötig. Selbst den Führerschein erhält man bereits mit siebzig Prozent Sehschärfe.

Brille auf und ab

Also warum nicht die Brille oder die Kontaktlinsen zwischendurch ablegen? Wenn Sie auf einen Teil der Sehschärfe verzichten, regen Sie dafür andere Sehqualitäten an und fördern Ihre Sehkraft. Letztendlich begünstigt das wiederum die Sehschärfe.

Die Sorge, dass die Augen schlechter werden, wenn Sie Brille oder Kontaktlinsen gelegentlich abnehmen, ist unbegründet. Wichtig ist, dass Sie nicht übertreiben. Wenn Sie es nicht gewohnt sind, ohne Brille zu sein, beginnen Sie mit kurzen Phasen von zehn bis fünfzehn Minuten. Wenn Sie eine starke Sehstörung haben und ohne Brille alles völlig verschwommen sehen, benutzen Sie ab und zu eine leicht abgeschwächte Brille, die Sie vielleicht von früher noch zu Hause haben. Auch damit regen Sie die Sehkraft an. Die Augen werden nur dann schlechter, wenn Sie sie überanstrengen. Das gilt mit und ohne Brille gleichermaßen – und das sollten Sie möglichst vermeiden.

> **Gesundheitstipp für die Augen**
> Probieren Sie aus, in welchen Situationen Sie ohne Brille oder mit einer abgeschwächteren Brille gut zurechtkommen. Hilfreich ist es, in einer vertrauten und sicheren Umgebung zu beginnen. Finden Sie heraus, bei welchen Aktivitäten es unnötig ist, gestochen scharf zu sehen, und die Augen trotz Verschwommenheit entspannt bleiben. Beobachten Sie, wie sich die Wahrnehmung (abgesehen von der Verschwommenheit) sonst noch verändert.

Für viele Menschen ist es zunächst unangenehm, wenn sie ihre Brille erstmalig abnehmen. Natürlich irritiert und verunsichert die Verschwommenheit. Doch die meisten gewöhnen sich schnell daran und merken, dass es für die Augen entspannend sein kann, nicht immer scharf sehen zu müssen. Einige Menschen strengt die Verschwommenheit allerdings auch so an, dass sie davon Kopfschmerzen bekommen. Das mag damit zu tun haben, dass sie sich aus Gewohnheit bemühen, scharf zu sehen. Wenn man eine Sehstörung hat, ist das ohne Brille nicht möglich und strengt natürlich sehr an. Legen Sie den Schalter im Kopf um und erlauben Sie sich, dass die Sicht vorübergehend unscharf sein darf. Sollte es Ihnen nicht gelingen, quälen Sie sich nicht länger und setzen Sie Ihre Brille einfach wieder auf.

Wie Gras unter den Füßen

Wenn Sie erst die Möglichkeit zur Augenentspannung in brillenfreien Phasen entdeckt haben, wird es Ihnen leichtfallen, Brillen oder Kontaktlinsen vorübergehend abzulegen. Sie können Ihre Sehhilfe dann situationsbezogen auf- oder absetzen – wobei Brillen hier praktischer sind als Kontaktlinsen – und werden selbst merken, was Ihnen guttut. Ihre Sehhilfe abzunehmen kann dann die Qualität einer „Augenpause" bekommen. Oder für Sie zu einem Moment der Freiheit und des Genusses werden, so wie es sich anfühlt, wenn man im Sommer die Schuhe auszieht und mit nackten Füßen im Gras läuft.

Gesundheitstipp für die Augen
Machen Sie einen „Augenspaziergang", wenn Sie sich in der freien Natur aufhalten. Betrachten Sie dabei die Umgebung ohne Sehhilfe: Tauchen Sie mit dem Blick in ein Gewässer ein; staunen Sie über die unzähligen Blätter im Geäst eines Baumes; lassen Sie den Blick in die Ferne gleiten (auch wenn sie verschwommen erscheint); betrachten Sie die Farben und Formen der Blumen und Pflanzen. Sie können auch die Übung „den Blick schweifen lassen" (siehe S. 31) oder „Sonnenlicht tanken" (siehe S. 39) machen.
Sollten Sie sich ohne Sehhilfe zu unsicher fühlen, lassen Sie sich von jemandem begleiten. Der Verein für Gesundes Sehen e.V. organisiert ein- bis zweimal jährlich geführte Augenspaziergänge an verschiedenen Orten in Deutschland, an denen jeder teilnehmen kann (www.verein-gesundes-sehen.de).

Für die Augen ist es förderlich, Sehhilfen je nach Situation mal abzunehmen oder eine abgeschwächte Brille zu tragen. Nicht immer ganz scharf sehen zu müssen kann für die Augen sehr entspannend sein. Beispielsweise bei einem Spaziergang in der Natur. Ohne die Einschränkung einer Brille wird das Sehen umfassend angeregt und wirkt sich letztendlich auch günstig auf die Sehschärfe aus.

4.3 Die richtige Brille am PC

Wer eine Sehschwäche hat, sollte prüfen, ob eine Brille für den Computer erforderlich ist. Bei der Computerarbeit werden die Augen stark beansprucht. Um die Augen nicht zusätzlich zu belasten, ist es wichtig, bei Bedarf die passende Brille zu tragen.

Wer keine Sehschwäche hat, braucht jedoch keine Sehhilfe. Eine sogenannte Entspannungsbrille mag es den Augen zwar erleichtern, länger auf den PC zu schauen, doch sie übertüncht damit das natürliche Bedürfnis nach Abwechslung und Entspannung. Es kommt vor, dass die Sehkraft am Computer aufgrund von Ermüdung nach einer Weile nachlässt. Dann brauchen die Augen eine Pause, nicht eine Brille Dürfen sie sich entspannen und werden auf natürliche Weise wieder angeregt, stellt sich auch die Sehschärfe wieder ein.

Kurzsichtigkeit

Kurzsichtige brauchen für die Bildschirmentfernung keine voll korrigierte Brille wie für die Fernsicht. Der Bildschirm ist in der Regel zwischen 50 und 100 cm entfernt. Daher kann die Brille für die Computerarbeit leicht unterkorrigiert sein bzw. bei einer sehr leichten Kurzsichtigkeit gänzlich weggelassen werden. Wichtig ist, dass Sie sich nicht anstrengen müssen, um die Darstellung zu erkennen.

Weitsichtigkeit

Anders verhält es sich bei der Weitsichtigkeit. Selbst wenn die Darstellung auf dem Monitor scharf gesehen wird, überanstrengt sich das weitsichtige Auge bei der Bildschirmarbeit sehr schnell. Kopfschmerzen können die Folge sein. Es ist ratsam, die Brille zu tragen. Am Computer ist keine andere Brillenstärke erforderlich als bei anderen Aktivitäten.

Astigmatismus

Bei einem Astigmatismus – auch Hornhautverkrümmung genannt – hängt es davon ab, wie stark die Verkrümmung der Hornhaut ist, ob Sie mit oder ohne Brille am PC arbeiten können. Erscheint das Bild unscharf oder verzerrt, brauchen Sie eine Korrektur.

Altersweitsichtigkeit

Nimmt die Lesefähigkeit mit zunehmendem Alter ab, spricht man von Altersweitsichtigkeit. Diese Sehstörung kann auch zusätzlich zur Kurzsichtigkeit entstehen. Sie erkennen sie daran, dass Sie plötzlich ohne Brille besser lesen können als mit der Brille für die Kurzsichtigkeit.

Welche Brille Sie bei einer Altersweitsichtigkeit brauchen, hängt davon ab, wie fortgeschritten diese ist. Zu Beginn reicht meist eine Korrektur für die Leseentfernung von 40 cm, später kann sie auch für die Bildschirmentfernung nötig sein. Wenn bereits eine Kurzsichtigkeit vorhanden ist, kann mit der Zeit eine Korrektur für mehrere Entfernungen erforderlich werden. Lassen Sie sich von einem Augenoptiker beraten, um die richtige PC-Brille zu finden.

Gleitsichtbrille

Nimmt die Sehschärfe in mehreren Entfernungen ab, kommt häufig eine Gleitsichtbrille zum Einsatz. Mit stufenlosen Übergängen stellt sie das Sehen in der Nähe und Ferne scharf. Das bringt jedoch auch Nachteile mit sich. Die Augen müssen sich an die Sehfelder der Brille anpassen. Je mehr Entfernungen korrigiert werden, desto schmaler sind die einzelnen Sehfelder und desto unbeweglicher werden die Augen. Statt der Augen übernimmt nun der Kopf die erforderlichen Bewegungen.

> **Testen Sie selbst**
> Um diesen Test auszuführen, benötigen Sie ein DIN-A4-großes Blatt Papier und eine Schere. Falten Sie das Blatt einmal der Länge nach. Schneiden Sie nun dort, wo das Blatt gefaltet ist, an der Kante entlang einen etwa 1 mm breiten und ca. 20 cm langen Sehschlitz in das Blatt. Öffnen Sie das Blatt und halten Sie es im Querformat vor das Gesicht.
> Schauen Sie durch den Sehschlitz hindurch. Sie werden bemerken, dass Sie nur noch einen Teil des üblichen Blickfeldes sehen. Nur wenn Sie den Kopf bewegen, können Sie das ganze Umfeld erkennen.
> Schauen Sie Ihre Füße an. Sie werden bemerken, dass Sie sich nach vorne beugen müssen, um durch den Sehschlitz einen freien Blick auf Ihre Füße zu bekommen.

Ähnlich wie in diesem Test wirkt sich eine Gleitsichtbrille auf Augen und Körper aus. Man kann sagen, in der Gleitsichtbrille gibt es einen „Sehschlitz" für jede Entfernung. Nur wenn die Augen genau durch den entsprechenden Bereich schauen, können Sie in einer bestimmten Entfernung scharf sehen: Leseentfernung im unteren Bereich, Bildschirmentfernung im mittleren Bereich, weite Entfernungen im oberen Bereich. Bedenken Sie dabei: Je weniger unterschiedliche Entfernungen mit einer einzigen Brille korrigiert werden, desto größer sind die Bereiche im Brillenglas und desto flexibler bleibt das Auge.

Computerbrille

Der Gebrauch von Gleitsichtbrillen bei der Computerarbeit ist häufig die Ursache für chronische Schulter-Nacken-Verspannungen. Denn eine Gleitsichtbrille ist nicht für jede Tätigkeit gleich gut geeignet. Um Augen und Nacken nicht zu belasten, ist es bei der Bildschirmarbeit enorm wichtig, dass die Gleitsichtbrille exakt auf die Bildschirmhöhe und -entfernung eingestellt ist. Empfehlenswert ist eine eigene Computerbrille mit einem erweiterten Bereich für die Bildschirmentfernung.

Testen Sie selbst
Nehmen Sie noch einmal das Blatt mit dem Sehschlitz und setzen Sie sich vor Ihren Computer. Schauen Sie durch den Schlitz auf den Monitor. Wenn Sie einen großen Bildschirm haben, werden Sie bemerken, dass Sie den Kopf bewegen müssen, um die gesamte Oberfläche sehen zu können.
Schieben Sie den Sehschlitz vor Ihrem Gesicht nun ein klein wenig tiefer. Schauen Sie durch den Schlitz auf den Monitor und beachten Sie die Kopf- und Nackenhaltung. Sie können jetzt nur noch auf den Monitor schauen, wenn Sie den Kopf anheben.

Eine nicht richtig angepasste Gleitsichtbrille hat denselben Effekt auf den Nacken wie der zu tief gesetzte Sehschlitz im obigen Test. Die Folgen sind oft chronische Nackenverspannungen.

Wenn die Sehkraft nachlässt, sind Brillen und Kontaktlinsen eine wichtige Hilfe für die Augen. Die Korrektur der Sehschärfe geht allerdings auf Kosten anderer Sehqualitäten. Um die Augen zu entlasten und die Sehkraft zu fördern, können Sehhilfen gelegentlich abgelegt werden. Allerdings nicht bei der Computerarbeit. Damit die Augen nicht zusätzlich belastet werden, ist es hier besonders wichtig, die richtige Brille zu benutzen. Achten Sie darauf: Je mehr Entfernungen mit einer einzigen Brille korrigiert werden, desto eingeschränkter ist die Augenbeweglichkeit. Benutzen Sie lieber mehrere Brillen mit unterschiedlichen Korrekturen und wechseln Sie sie je nachdem, was Sie gerade tun.

Fast Reader

1. Sehsinn und Computer

Ein ununterbrochen konzentrierter Blick am Computer über Zeiträume von einer Stunde und mehr beansprucht die Augenmuskulatur sehr stark. Ohne ausreichende Erholungsphasen strengen sich die Augen zunehmend an. Sie ermüden und verspannen sich.
Für eine gute Sehkraft ist es wichtig, dass alle Sehzellen auf der Netzhaut stimuliert und genutzt werden. Bei der Computerarbeit unterdrückt das Gehirn die Eindrücke auf den seitlichen Netzhautbereichen. Ein weiterer Grund, warum die Augen einen Ausgleich zur Bildschirmarbeit brauchen.
Die Augenlinse wird von einem Ringmuskel bewegt und stellt das Sehen in den unterschiedlichen Entfernungen scharf. Damit sie elastisch bleibt und der Ringmuskel sich nicht verkrampft, braucht das Auge einen regelmäßigen Blickwechsel zwischen nah und fern. Der Blick sollte sich

daher regelmäßig vom Monitor lösen und in die Ferne schweifen.
Die linear und logisch aufgebaute Funktionsweise des Computers fordert vorwiegend die linke Gehirnhälfte. Häufig sind ein Auge und eine der beiden Gehirnhälften aktiver am Sehprozess beteiligt. Es kommt zu einem Ungleichgewicht, das sich ungünstig auf die Sehkraft und die Leistungsfähigkeit auswirkt.
Das vegetative Nervensystem beeinflusst die Sehschärfe. Zu lange Phasen von Aktivität und mangelnde Entspannung führen im Auge zu Reaktionen, welche die Sehschärfe vorübergehend vermindern.

30

Die visuelle Wahrnehmung ist ein komplexer Prozess, der in Zusammenarbeit zwischen Augen und Gehirn entsteht. Bei einem konzentrierten Blick auf den Monitor fehlen den Augen die wechselnden Reize, wie sie bei einem schweifenden Blick vorkommen. Daher beansprucht Bildschirmarbeit die Augen auf eine unnatürliche Weise. Lange Phasen am Computer bringen eine einseitige visuelle Belastung mit sich und ermüden Augen und Gehirn. Durch regelmäßige Pausen kann eine Überanstrengung und Beeinträchtigung der Sehfunktionen verhindert werden.

2. Sehen mit dem ganzen Körper

Rückenbeschwerden wirken sich auch nachteilig auf das Sehen aus. Vor allem chronische Schulter-Nacken-Verspannungen verringern den Stoffwechsel in den Augen. Bei der PC-Arbeit haben diese jedoch einen hohen Nähr- und Sauerstoffbedarf. Bewegung im Büro, eine ergonomische Gestaltung des Arbeitsplatzes, Sport in der Freizeit und Entspannungsübungen vermeiden ungünstige Auswirkungen auf den Rücken und die Augen. Der Blick auf eine Lichtquelle wie den Monitor verbraucht mehr Sehkraft als das Lesen vom Papier. Die nötigen Nährstoffe werden von den Sehzellen nur während der Wahrnehmung von Schatten bzw. Dunkelheit aufgenommen. Gute Lichtverhältnisse am Arbeitsplatz und gelegentliche Phasen im Dunkeln sind die Grundlage für gesunde und entspannte Augen bei der Bildschirmarbeit.

Je präziser die Informationen sind, die von den Augen an das Gehirn gesendet werden, desto müheloser werden die Seheindrücke verarbeitet. Sind die von den Augen gelieferten Informationen jedoch mangelhaft, wird es für das Gehirn schwieriger, das Gesehene zuzuordnen. Bis zu einem gewissen Grad ist das Gehirn in der Lage, den Mangel zu kompensieren und ungenaue visuelle Informationen zu verarbeiten. Das kostet Energie und macht Tätigkeiten sehr mühsam.

Sehen ist ein ganzheitlicher Prozess. Die Augen stehen in Wechselwirkung mit dem ganzen Körper und dem Gehirn. Müheloses Sehen funktioniert nur dann, wenn die organischen Bedürfnisse nach körperlicher Bewegung und vielseitigen Reizen für Augen und Gehirn zum Zuge kommen. So können Wohlbefinden und Leistungsfähigkeit erhalten bleiben.

3. Sehen ist Rhythmus

Bei der Computerarbeit ist der Blick entweder gerade nach vorne gerichtet oder bewegt sich sprunghaft zwischen Bildschirm, Tastatur und Dokumenten. Spontane gleitende Blickbewegungen in alle Richtungen werden nicht angeregt. Finden diese nicht bei anderen Gelegenheiten statt, kann es zu Bewegungseinschränkungen der Augenmuskeln und schlechterem Sehen kommen. Die Augenbeweglichkeit lässt sich mit einfachen Übungen und Spielereien im Alltag trainieren und beweglich halten.

Die Wahrnehmung von Ferne und Weite bietet den Augen eine Abwechslung zur Computerarbeit. Sie entspannen sich und die Elastizität der Augenlinse wird gefördert. Eine bewusste Wahrnehmung des peripheren Blickfeldes regt Netzhaut und Gehirn an. Werden Sehpotenziale der

Augen zu wenig genutzt, verringert sich ihre Leistungsfähigkeit. Lichtempfindlichkeit, Schwierigkeiten beim Sehen im Dunkeln oder eine Lesebrille ab 40 cm können die Folgen sein. Der Blick aus dem Fenster und der Aufenthalt in der Natur bringt den Augen automatisch Ausgleich und Anregung.
In einem komplexen Prozess entsteht im Gehirn die dreidimensionale Wahrnehmung der Umwelt. Dies funktioniert nur dann einwandfrei, wenn die Augen zwei gleichwertige Bilder an das Gehirn senden. Monotones Arbeiten am PC fördert ein Ungleichgewicht auf visueller wie mentaler Ebene. Dieses entsteht schneller, wenn die Augen eine voneinander abweichende Sehschärfe haben. Je größer der Unterschied in der Sehstärke ist, desto schneller tendiert ein Auge dazu, die Führung zu übernehmen. Es ist daher wichtig, solche Unterschiede durch eine Brille oder Kontaktlinsen auszugleichen. Doch selbst wenn beide Augen gleich gut sehen, kommt es durch zu wenige Unterbrechungen am PC vielfach zu einer Veränderung in der Dominanz. Der Sehprozess kostet dann mehr Energie. Ermüdung und Konzentrationsschwächen stellen sich ein.
Bewegungsspiele sind eine einfache und wirkungsvolle Maßnahme zur Erhaltung der visuellen, körperlichen und mentalen Fitness. In einer gesundheits- und leistungsfördernden Bürowelt

gehören Spielräume für Bewegung, Spaß und Erholung zur Selbstverständlichkeit.

Computerarbeit ist Schwerarbeit für die Augen. Ist die Beanspruchung zu einseitig, stumpft die Sehkraft ab. Einfache Übungen, gesunde Gewohnheiten und Aktivitäten, welche den Augen Bewegung, Weite und Ferne bieten, erhalten ihre Vitalität und eine gute Sehqualität.

4. Sehhilfen unter der Lupe

Das Ziel einer Sehhilfe ist es, eine hundertprozentige Sehschärfe herzustellen. Übersehen wird dabei, dass eine Brille die natürliche Sehkraft nicht ersetzen kann. Die Augenbeweglichkeit und das Blickfeld werden beim Sehen durch die Brille oder Kontaktlinsen eingeschränkt.
Oft werden Brillen und Kontaktlinsen nur aus Gewohnheit ständig getragen. Für die Augen ist es förderlich, Sehhilfen je nach Situation mal abzunehmen oder eine abgeschwächte Brille zu tragen. Nicht immer ganz scharf sehen zu müssen, kann für die Augen sehr entspannend sein. Beispielsweise bei einem Spaziergang in der Natur. Ohne die Einschränkung einer Brille wird das Sehen umfassend angeregt und wirkt sich letztendlich auch günstig auf die Sehschärfe aus. Sollten

Sie sich sehr unwohl fühlen oder ohne Sehhilfe Kopfschmerzen bekommen, quälen Sie sich aber nicht und setzen Sie die Brille einfach wieder auf. Wer eine Sehschwäche hat, sollte prüfen, ob eine Brille für den Computer erforderlich ist. Bei der Computerarbeit werden die Augen stark beansprucht. Um die Augen nicht zusätzlich zu belasten, ist es wichtig, bei Bedarf die passende Brille zu tragen. Eine Zusammenfassung dazu, welche Brille bei welcher Sehstörung geeignet ist, finden Sie unter 4.3.

30 **Wenn die Sehkraft nachlässt, sind Brillen und Kontaktlinsen eine wichtige Hilfe für die Augen. Die Korrektur der Sehschärfe geht allerdings auf Kosten anderer Sehqualitäten. Um die Augen zu entlasten und die Sehkraft zu fördern, können Sehhilfen gelegentlich abgelegt werden. Allerdings nicht bei der Computerarbeit. Damit die Augen nicht zusätzlich belastet werden, ist es hier besonders wichtig, die richtige Brille zu benutzen. Achten Sie darauf: Je mehr Entfernungen mit einer einzigen Brille korrigiert werden, desto eingeschränkter ist die Augenbeweglichkeit. Benutzen Sie lieber mehrere Brillen mit unterschiedlichen Korrekturen und wechseln Sie sie je nachdem, was Sie gerade tun.**

Die Autorin

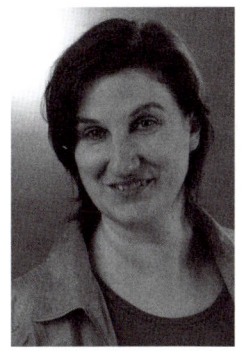
Barbara Brugger hat seit zwei Jahrzehnten Erfahrung als Sehtrainerin. Sie ist auf die Schulung von Mitarbeitern spezialisiert, die in Unternehmen und Verwaltungen an Bildschirmarbeitsplätzen beschäftigt sind. Vor allem liegt ihr am Herzen, praktische Hilfen zur Prävention von Sehbeschwerden bei der PC-Arbeit zu entwickeln, die sich schnell und einfach in die betrieblichen Abläufe integrieren lassen. Als Fachkraft für Arbeitssicherheit berät sie zudem bei der ergonomischen Gestaltung von Büroarbeitsplätzen.

Kontakt:
Barbara Brugger
ecovital Gesund am Bildschirm
Keplerstraße 10
28203 Bremen
Tel.: (0421) 4 33 34 80
Fax: (0421) 43 04 59 27
E-Mail: kontakt@ecovital.de
www.ecovital.de

Weiterführende Literatur

- Bolz, Judith, und Reisdorf, Stefan: Reise in die Welt des Auges (Audio CD), Reineke Gabriele Verlag 2007
- Brugger, Barbara: Das Augenbüchlein – Eine Übungsanleitung, Athesia 2007
- Hätscher-Rosenbauer, Wolfgang: Besser sehen in täglich 5 Minuten (mit Audio CD), Gräfe & Unzer 2011
- Hätscher-Rosenbauer, Wolfgang: Augenschule – Das Übungsbuch für gesunde Augen und klares Sehen, Visiovital 2009
- Ostermeier-Sitkowski, Uschi: Augentraining. Gut sehen – ein Leben lang. Das große Übungsbuch, Trias 2009
- Schüler, Brigitte: Selbsthilfe bei trockenen Augen, KVC 2008
- Strempel, Ilse: Autogenes Training und andere Entspannungsmethoden in der Augenheilkunde dargestellt am Beispiel des Glaukoms (mit Audio CD), Kaden 2007

Nützliche Links

- AugenPause – Wohlfühlen in 90 Sekunden: Poster mit acht Augenübungen im DIN-A4-Format, www.ecovital.de/Augenpause
- natur-nah.de: Bezugsquelle für Vollspektrumlicht, www.natur-nah.de
- Stressfrei Sehen: Blog für entspanntes Sehen am PC: www.stressfreisehen.wordpress.com
- vitalPAUSE – das kostenlose Fit-per-Mail-Training: wöchentlicher Newsletter mit Übungen fürs Büro, www.vitalpause.de
- Tätigkeitsbezogene Sehschulung – eine Studie des Instituts für Sozialwissenschaftliche Forschung e.V., München
  http://www.isf-muenchen.de/pdf/isf-archiv/1998-boehle-weishaupt-taetigkeitsbezogene-sehschulung.pdf

Aus- und Fortbildung

- Institut für Sehtraining, Wolfgang Hätscher-Rosenbauer, Bad Vilbel, www.institut-fuer-sehtraining.de
- Naturheilzentrum für Sehen und Gesundheit, Marianne Wiendl, Starnberg, www.mariannewiendl.de
- VivaCreavista – Institut für Sehen & Wissen, Judith Bolz, Haan, www.vivacreavista.de

Register

Alterssweitsichtigkeit 26, 81
Astigmatismus 81
Augenbeweglichkeit 23, 51, 53, 67, 76, 85, 89, 91f.
Augenlinse 13f., 18, 58-61, 68, 86, 89
Augenmuskeln 10f., 23f., 50-53, 58, 74, 89

Blendung 35ff., 39
Blickfeld 25, 51, 54-58, 62, 75f., 82, 89, 91

Computerbrille 83

Darstellung 16, 40ff., 80f.
Detailgenaues Sehen 10ff.
Dunkelheit 33, 35, 38, 42, 56, 88

Gehirn 6f., 9, 12, 15f., 19, 25ff., 33, 43-47, 54, 57, 62f., 66, 74, 86-90
Gleitsichtbrille 82ff.

Helligkeit 34, 37f., 42

Kopfschmerzen 25, 29, 50, 78, 81, 92
Künstliche Beleuchtung 37, 39
Kurzsichtigkeit 76, 80f.

Lesebrille 26, 60, 90
Lichtempfindlichkeit 29, 90
Lichtverhältnisse 18, 35, 37, 42, 88

Mikrobewegungen 10ff., 23, 50, 52

Netzhaut 9, 11ff., 15, 23, 26, 33, 35, 37-40, 54ff., 62, 86, 89

Parasympathikus 17
Pupille 11, 13, 17f., 37

Rücken 22, 24f., 28f., 88

Schulter-Nacken-Verspannungen 29, 83, 88
Schweifender Blick 9, 30f., 60, 70, 75, 79, 87
Sehschärfe 12, 18, 46, 60, 63, 74, 76f., 79f., 82, 85, 87, 90ff.
Sehstörung(en) 25f., 73, 77f., 81, 92
Sehzelle(n) 11ff., 17, 33ff., 38f., 56f., 86, 88
Starrer Blick 21, 23, 32, 45, 51
Sympathikus 17f.

Tränenflüssigkeit 32f.
Trockenheit 6, 29, 50

Vereinseitigung 30, 45
Vollspektrumlicht 39f., 42, 95

Weitsichtigkeit 81